Veneno Interno; Descubriendo la energía Eterna

Prefacio

La vida, efímera y maravillosa, nos ofrece el regalo de existir en este mundo por un tiempo limitado. Durante este breve viaje, aprendemos lecciones valiosas y vivimos momentos que nos moldean. Vivir plenamente significa reír, soñar y dejarse llevar por el fluir de la vida, dejando que los recuerdos felices nos reconfortan.

En este libro exploramos cómo el cuerpo humano, diseñado para curarse a sí mismo, refleja la energía eterna que todos llevamos dentro de nosotros. Aprenderemos a liberar nuestra mente del peso de enfermedades que sólo existen en nuestras percepciones. Descubriremos cómo la paz interior y la felicidad se encuentran en el autoconocimiento y la autoaceptación.

Meditar, encontrar el silencio y buscar la luz interior son prácticas que nos guiarán hacia una vida más plena y consciente. Al dejar ir lo negativo y abrazar lo positivo, encontramos el antídoto al veneno que a veces llevamos dentro. Cada capítulo de este libro está diseñado para inspirarte a vivir sin miedo, agradeciendo cada momento y aceptando el cambio con valentía.

Recuerde, este viaje es suyo para darle forma como desee. No dependas de nadie más que de ti mismo para encontrar la felicidad y la paz. Con cada palabra que lees, te invito a explorar tu propia verdad y descubrir la luz que siempre ha estado dentro de ti.

Capítulo 1: Introducción a la temporalidad de la vida

Reflexión sobre la fugacidad de la vida y la belleza de vivirla al máximo.

Aceptar las experiencias como oportunidades para aprender y crecer.

Capítulo 2: Vivir plenamente: vivir, reír, soñar

Conversación sobre la importancia de vivir con alegría y perseguir nuestros sueños.

Deja ir las preocupaciones y deja que la vida fluya con naturalidad.

Capítulo 3: Sanación y autorrenovación

Exploración de la capacidad innata del cuerpo para curarse a sí mismo.

Técnicas para el bienestar físico y mental, incluida la meditación.

Capítulo 4: Energía y Conciencia

Comprender el poder de la energía y su impacto en nuestras vidas.

Abierto a una conciencia superior a través de la meditación y la reflexión.

Capítulo 5: Superación de obstáculos: fuerza interior

Estrategias para afrontar retos y mantener la fuerza interior.

Evite la negatividad y las influencias tóxicas.

Capítulo 6: Empoderamiento personal

Promover la independencia y la confianza en uno mismo para el bienestar emocional.

Encuentra la felicidad dentro de ti mismo independientemente de las circunstancias externas.

Capítulo 7: Gratitud y paciencia

Cultiva la gratitud por las bendiciones de la vida.

Aceptar la paciencia como virtud para el crecimiento personal y la resiliencia.

Capítulo 8: Aceptación del cambio

Comprender la inevitabilidad del cambio.

Estrategias para adaptarse y prosperar en tiempos de cambio.

Capítulo 9: Encontrar la luz interior

Conexión con la verdad interior y la autenticidad.

Sanación de heridas pasadas y liberación de negatividad.

Capítulo 10: Aceptación de la mortalidad

Aceptar la certeza de la muerte como parte de la vida.

Valora a tus seres queridos y vive sin miedo.

Capítulo 1: Introducción a la temporalidad de la vida

La vida, en su esencia más profunda, es efímera y fugaz. Desde el momento en que nacemos, emprendemos un viaje marcado por la constante transformación y el inevitable paso del tiempo. Cada uno de nosotros recorre este camino con la certeza de que nuestra existencia en este mundo tiene un principio y un final.

Reflexionar sobre la temporalidad de la vida nos invita a contemplar la belleza y fragilidad de cada momento. Cada momento se convierte en una oportunidad única para experimentar, aprender y crecer. Como hojas bailando al viento, nuestros días están tejidos de encuentros y despedidas, alegrías y desafíos que dan forma a nuestra experiencia humana.

Actualmente, la esperanza de vida media de los seres humanos varía dependiendo del país y las condiciones de vida. A nivel mundial, la esperanza de vida ha ido aumentando gradualmente debido a los avances de la medicina, la mejora de las condiciones de vida y el acceso a una mejor atención sanitaria.

En general, en los países desarrollados la esperanza de vida al nacer puede oscilar entre 70 y 85 años o más. En los países en desarrollo, esta cifra puede ser menor, pero también está aumentando con el tiempo debido a las mejoras en la atención médica y las condiciones de vida.

Es importante señalar que la esperanza de vida puede verse afectada por factores individuales como la genética, el estilo de vida, la nutrición y el acceso a la atención médica.

Por lo tanto, podemos hablar de una esperanza de vida media global, cada persona puede tener una experiencia única en cuanto a cuánto tiempo vive.

En el viaje de la vida, cada experiencia que encontramos se presenta como una oportunidad única para aprender y crecer. Desde los momentos de alegría y éxito hasta los desafíos y dificultades que enfrentamos, cada uno de estos eventos nos moldea y nos enseña lecciones profundas.

Al aceptar estas experiencias, nos abrimos a nuevas perspectivas y comprensiones sobre nosotros mismos y el mundo que nos rodea. A través de momentos de felicidad aprendemos a valorar y apreciar las bendiciones que recibimos. En tiempos de adversidad, descubrimos nuestra fuerza interior y desarrollamos la resiliencia necesaria para superar los obstáculos.

Cada encuentro, cada interacción y cada decisión que tomamos contribuye a nuestra evolución personal. Aceptar estas experiencias como oportunidades para aprender nos permite crecer en sabiduría y comprensión. Nos ayuda a cultivar una actitud de gratitud y humildad, reconociendo que incluso los desafíos más difíciles contienen semillas de crecimiento y transformación.

Al final, abrazar las experiencias como oportunidades para aprender y crecer nos invita a vivir una vida más plena y enriquecedora. Nos permite avanzar con valentía hacia el futuro, confiados en que cada paso que damos nos acerca a lo mejor de nosotros mismos y alcanza nuestro máximo potencial.

La vida, en su esencia más profunda, es efímera y fugaz. Estamos aquí por un tiempo determinado, no para siempre. Esta realidad nos recuerda la importancia de valorar cada momento que vivimos, cada experiencia que atravesamos y cada persona que forma parte de nuestro viaje.

El reconocimiento de nuestra propia temporalidad nos invita a vivir plena y auténticamente. Nos impulsa a buscar significado y propósito en nuestras acciones, a cultivar relaciones genuinas y a perseguir nuestros sueños con determinación. Cada día es una oportunidad para crecer, aprender y contribuir positivamente al mundo que nos rodea.

Al comprender que la vida es finita, aprendemos a apreciar las pequeñas cosas que muchas veces pasan desapercibidas: un colorido atardecer, una conversación sincera, un gesto de bondad. Nos ayuda a priorizar lo que realmente importa y dejar de lado lo superficial y trivial.

Este conocimiento también nos invita a afrontar los desafíos con valentía y celebrar los momentos de alegría con gratitud. Nos enseña a aceptar la inevitabilidad del cambio y a adaptarnos con flexibilidad a las circunstancias de la vida.

En definitiva, nuestra temporalidad en este mundo nos recuerda que la vida es un regalo precioso y fugaz. Aprovechemos cada día para vivir con pasión, amar con generosidad y dejar una huella positiva en el tiempo que se nos ha brindado.

"Si alguien me ofreciera 10.000 dólares hoy, pero con la condición de que no me despertaré mañana, no lo aceptaría. Cada día es único y valioso. Entonces, ¿por qué no vivir cada día como si tuviéramos muchas oportunidades? El dinero es útil, pero" Los momentos que vivimos son irremplazables. Si me dieras un millón de dólares hoy, lo aceptaría, pero si mañana fuera mi último día, prefiero tener otro día para disfrutarlo con significado y gratitud." Entonces, ¿por qué no aprovechamos al máximo la vida si es tan valiosa?

Cada día trae consigo nuevas oportunidades y la posibilidad de crear nuevos recuerdos que enriquezcan nuestra experiencia. No dejemos pasar el tiempo sin aprovecharlo al máximo. Cada mañana nos brinda la oportunidad de empezar de nuevo, de aprender algo nuevo, de conectarnos con personas importantes en nuestras vidas y de avanzar hacia nuestras metas y sueños. En cada amanecer hay un lienzo en blanco esperando nuestras acciones y decisiones. Los días están llenos de pequeños momentos que pueden convertirse en recuerdos preciosos: una conversación significativa, un gesto amable, un logro personal o simplemente disfrutar de la belleza de la naturaleza que nos rodea. Estos momentos no sólo enriquecen nuestro presente, sino que también moldean nuestro futuro.

Aprovechar la vida al máximo implica vivir con conciencia y gratitud, valorando cada experiencia como una oportunidad de crecimiento y conexión. Significa dejar atrás el miedo y la duda y, en cambio, abrazar la vida con entusiasmo y determinación. Recordemos que el tiempo es un recurso limitado y precioso. No podemos recuperar los días que han pasado, pero sí podemos decidir cómo vivir cada momento presente. Aprovechemos cada día para construir una vida llena de significado y felicidad, haciendo de cada día una celebración de todo lo que la vida tiene para ofrecer.

Capítulo 2: Vivir plenamente: *vivir, reír y Soñar*

Vivir con alegría y perseguir nuestros sueños son dos aspectos fundamentales para una vida plena y satisfactoria. Ambos elementos están estrechamente relacionados y se potencian mutuamente.
Primero, la importancia de vivir con alegría radica en cómo ésta afecta positivamente nuestra calidad de vida. La alegría no sólo nos hace sentir bien emocionalmente, sino que también tiene beneficios físicos y mentales. Cuando estamos felices, nuestro cuerpo produce endorfinas y serotoninas, neurotransmisores que favorecen el bienestar y reducen el estrés. Esto fortalece nuestro sistema inmunológico y nos ayuda a mantener una actitud positiva ante los desafíos.

Además, la alegría es contagiosa y puede influir positivamente en las personas que nos rodean, creando un ambiente más armonioso y solidario en nuestras relaciones personales y profesionales.
Por otro lado, perseguir nuestros sueños es fundamental para nuestro desarrollo personal y profesional. Los sueños nos dan propósito y dirección en la vida. Cuando trabajamos para hacer realidad nuestros sueños, nos sentimos motivados y comprometidos. Esto impulsa nuestro crecimiento

personal, nos desafía a superar obstáculos y nos permite alcanzar nuestro máximo potencial.

Es importante señalar que perseguir nuestros sueños no siempre es fácil. Requiere esfuerzo, perseverancia y muchas veces afrontar la adversidad. Sin embargo, el proceso en sí es enriquecedor y nos ayuda a aprender y crecer. Cuando combinamos vivir con alegría y perseguir nuestros sueños, creamos un círculo virtuoso. La alegría nos da la energía y la motivación para seguir adelante incluso en tiempos difíciles, mientras que perseguir nuestros sueños nos proporciona una sensación de logro y satisfacción que alimenta nuestra alegría interior.

Imagina una persona que ha desarrollado el hábito de encontrar alegría en las pequeñas cosas de la vida, como disfrutar de un paseo por el parque, compartir momentos con sus seres queridos o dedicarse a un pasatiempo que le apasiona. Esta persona tiene una actitud positiva ante los desafíos diarios y siempre busca el lado bueno de las situaciones. Como resultado, tu vida estará llena de gratitud, optimismo y relaciones satisfactorias. Esta alegría contagiosa también afecta positivamente a quienes la rodean, creando un ambiente positivo y armonioso.

Pensemos en alguien que desde pequeño soñaba con ser médico. A pesar de los desafíos académicos y personales, esta persona se esforzó constantemente, trabajando duro y superando obstáculos. Con el tiempo se gradúa como médico y encuentra una profunda satisfacción al ayudar a los demás y contribuir a la comunidad. Perseguir este sueño no sólo le proporcionó un propósito claro en la vida, sino que también le permitió desarrollar habilidades, aprender de sus experiencias y alcanzar un nivel de realización personal que nunca habría alcanzado de otra manera.

Dejar de lado las preocupaciones y permitir que la vida fluya con naturalidad es un enfoque que promueve el bienestar emocional y mental. Aquí hay una discusión sobre su importancia:

Vivimos en una sociedad donde el estrés y la ansiedad son comunes debido a nuestras apretadas agendas y las expectativas que enfrentamos. Sin embargo, aferrarse a las preocupaciones puede tener efectos negativos en nuestra salud física y emocional. Cuando nos preocupamos excesivamente, nuestra mente y nuestro cuerpo pueden experimentar tensión crónica, lo que puede provocar problemas como dolores de cabeza, problemas digestivos y trastornos del sueño.

Dejar ir a las personas puede ser una de las cosas más difíciles de hacer en la vida, especialmente cuando existen fuertes vínculos emocionales o historias compartidas significativas. Sin embargo, en ocasiones es necesario para nuestro propio crecimiento y bienestar emocional.

Las relaciones cambian con el tiempo y es natural que algunas personas se alejen o ya no estén tan presentes en nuestras vidas como antes. Aceptar este cambio puede ser doloroso, pero nos permite adaptarnos a nuevas circunstancias y dar cabida a nuevas conexiones que pueden ser más saludables y significativas en el presente.

Aferrarse a relaciones pasadas o a personas que ya no están disponibles emocionalmente puede provocar un sufrimiento prolongado. Dejar ir nos permite liberar emociones negativas como el resentimiento, la tristeza o la frustración, permitiéndonos avanzar hacia una vida más equilibrada y satisfactoria.

En ocasiones, estar en una relación tóxica o poco saludable puede afectar negativamente a nuestra autoestima y bienestar general. Dejar ir nos permite priorizar nuestro autocuidado emocional, establecer límites saludables y centrarnos en relaciones que nos nutren y nos hacen crecer como individuos.

Toda relación, incluso las que terminan, nos enseña algo sobre nosotros mismos y nuestras necesidades emocionales. Al dejarnos llevar, podemos reflexionar sobre estas experiencias, aprender lecciones importantes y aplicarlas en interacciones futuras para construir relaciones más positivas y satisfactorias.

La vida cambia y evoluciona constantemente. Dejar ir a las personas significa confiar en el proceso natural de las cosas, permitiendo que se nos presenten nuevas oportunidades y conexiones cuando sea el momento adecuado.

Imagínese a alguien que ha sido amigo de otra persona desde la infancia, pero con el tiempo la relación se vuelve tóxica. Esta amistad puede estar marcada por la manipulación emocional, la falta de apoyo mutuo o el conflicto constante. A pesar de los vínculos históricos y recuerdos compartidos, la persona se da cuenta de que mantener esta amistad va en detrimento de su bienestar emocional y autoestima. Deciden tomar la difícil decisión de distanciarse, establecer límites claros o incluso terminar la relación. A través de este doloroso proceso, la persona experimenta una importante liberación emocional y comienza a reconstruir su confianza en sí misma. Con el tiempo, encuentran nuevas amistades que son más genuinas, saludables y enriquecedoras, lo que les permite crecer y desarrollarse de manera positiva.

Digamos que una pareja ha estado junta durante varios años, pero finalmente se dan cuenta de que sus objetivos y valores a largo plazo ya no están alineados. Aunque todavía se aman, ambos llegan a la conclusión de que separarse es lo mejor para ambos. A pesar del dolor y la tristeza iniciales, ambos deciden separarse de manera amistosa y respetuosa. A través del proceso de dejar ir, ambos individuos aprenden a cuidar de sí mismos emocionalmente, encuentran consuelo en amigos y familiares que los apoyan y redescubren sus identidades individuales fuera de la relación. Con el tiempo, cada uno de ellos encuentra nuevas oportunidades de crecimiento personal y eventualmente encuentra relaciones más compatibles con sus valores y aspiraciones.

Cerrar ciclos es un proceso crucial en la vida que implica poner fin a etapas, relaciones o situaciones para poder avanzar y crecer. Aquí te explico con más profundidad qué significa cerrar ciclos y por qué es importante:

Cerrar ciclos significa reconocer y aceptar que una etapa de nuestra vida ha llegado a su fin. Esto puede incluir hitos educativos (como terminar la universidad), profesionales (cambiar de trabajo o jubilarse), personales (superar una pérdida o un cambio familiar) o emocionales (curarse de una relación difícil).

Cerrar un ciclo se trata de aceptar lo que fue, aprender de las experiencias y liberarse emocionalmente de cualquier carga negativa que haya podido estar asociada a esa etapa. Esto nos permite avanzar sin estar anclados al pasado.

Cerrar ciclos nos da la oportunidad de reflexionar sobre lo que hemos aprendido durante esa etapa y cómo podemos aplicar esos aprendizajes en el futuro. Es un proceso de crecimiento personal que nos ayuda a evolucionar y madurar emocionalmente.

Al dejar ir lo que ya no nos sirve o nos limita, creamos espacio para nuevas oportunidades, relaciones más saludables y experiencias enriquecedoras que pueden alinearse mejor con nuestras metas y aspiraciones actuales.

Cerrar ciclos puede ser un proceso gradual y puede llevar tiempo, especialmente si la transición es emocionalmente desafiante. Es importante permitirse sentir y procesar las emociones asociadas con el cierre, mientras avanza hacia la aceptación y la renovación.

Vivir:

Imagínese a alguien que decide vivir plenamente cada día. Se levanta temprano para disfrutar del amanecer, saborea cada comida como si fuera un festín, se dedica a actividades que le apasionan como el arte o el deporte, y se compromete a ser consciente y agradecido por cada momento. Esta persona busca experiencias significativas y se esfuerza por estar presente en cada encuentro y situación, cultivando así una vida rica en experiencias y aprendizajes constantes.

Vivir plenamente nos permite saborear y disfrutar cada experiencia, lo que aumenta nuestra satisfacción general con la vida.

Experimentar la plenitud nos ayuda a cultivar emociones positivas como la alegría, el amor y la gratitud, lo que contribuye a nuestra salud emocional.

Centrarse en el presente y apreciar las pequeñas cosas reduce el estrés y la ansiedad, promoviendo una sensación de calma y equilibrio.

Vivir plenamente implica estar presente en nuestras interacciones, lo que fortalece nuestras conexiones con los demás y fomenta relaciones más profundas y significativas.

Experimentar la plenitud nos ayuda a desarrollar una mayor capacidad para enfrentar y superar los desafíos de la vida, fortaleciendo nuestra resiliencia emocional.

Vivir en plenitud implica buscar constantemente oportunidades de crecimiento y aprendizaje, que nos permitan desarrollar nuestras capacidades y alcanzar nuestro máximo potencial.

La plenitud promueve hábitos de vida saludables, como la actividad física regular, una dieta equilibrada y un descanso adecuado, lo que contribuye a una mejor salud física.

Experimentar la plenitud nos ayuda a identificar y perseguir un propósito significativo en la vida, que nos motiva y nos da dirección.

Vivir plenamente nos ayuda a cultivar una actitud positiva y optimista, lo que reduce el riesgo de depresión y otros trastornos mentales.

Las personas que viven plenamente tienden a tener una mayor longevidad y una mejor calidad de vida en general, disfrutando de una vida activa y satisfactoria hasta edades avanzadas.

Reír:

Piense en un grupo de amigos que se reúnen periódicamente para compartir historias, chistes y momentos divertidos. Se ríen juntos de sus errores y celebran sus éxitos, creando una atmósfera de alegría y camaradería. Incluso en momentos difíciles, encuentran motivos para reír y mantener el ánimo alegre, lo que fortalece su vínculo y les ayuda a mantener una actitud positiva ante los desafíos de la vida.

La risa estimula la liberación de endorfinas en el cerebro, neurotransmisores conocidos por su capacidad para aliviar el dolor y generar sensaciones de bienestar y placer.

Reír reduce los niveles de cortisol, la hormona del estrés, lo que ayuda a reducir la ansiedad y promueve una sensación de relajación. La risa puede mejorar el estado de ánimo al aumentar los niveles de dopamina, otro neurotransmisor asociado con la regulación del placer y la recompensa en el cerebro.

La actividad de la risa puede fortalecer el sistema inmunológico al aumentar la producción de células T, que son importantes para la respuesta inmune del cuerpo.

Reír promueve un mejor flujo sanguíneo al dilatar los vasos sanguíneos y mejorar la función endotelial, lo que puede reducir el riesgo de enfermedad cardiovascular.

La risa implica la activación de múltiples regiones del cerebro, incluidas áreas que controlan la cognición y las emociones, que pueden ejercitar y fortalecer las conexiones neuronales.

La risa puede facilitar un estado mental más relajado y abierto, lo que puede fomentar la creatividad y la resolución de problemas.

Se ha demostrado que la risa puede mejorar la retención de información al reducir el estrés y promover un estado mental más receptivo al aprendizaje.

Reír junto con otros fortalece los vínculos sociales y promueve un sentido de conexión y pertenencia, lo cual es esencial para la salud mental y emocional.

La risa puede tener un leve efecto analgésico al aumentar la tolerancia al dolor y mejorar la percepción subjetiva del dolor.

Soñar :

Supongamos que alguien sueña con convertirse en músico profesional. Dedica tiempo cada día a practicar su instrumento, estudiar solfeo y componer sus propias canciones. A pesar de los obstáculos y las críticas, continúa persiguiendo su pasión con determinación y creatividad. Este individuo se imagina tocando en grandes escenarios y compartiendo su música con el mundo, manteniendo viva la llama de su sueño y trabajando por su realización personal.

Los sueños brindan una poderosa motivación intrínseca para trabajar hacia metas específicas, brindando dirección y propósito en la vida.

Al perseguir nuestros sueños, ejercitamos nuestra creatividad buscando nuevas soluciones y métodos para lograr nuestras metas.

Alcanzar nuestras metas y cumplir nuestros sueños fortalece nuestra confianza en nosotros mismos y mejora nuestra autoestima, mostrándonos que somos capaces de superar desafíos y alcanzar el éxito.

Al lograr nuestros sueños, experimentamos una profunda sensación de logro y satisfacción personal, que es crucial para nuestro bienestar emocional.

Perseguir nuestros sueños nos enseña a ser resilientes ante los obstáculos y adversidades, fortaleciendo nuestra capacidad para superar los desafíos y seguir avanzando.

Los sueños nos sacan de nuestra zona de confort y nos animan a aprender nuevas habilidades, adquirir conocimientos y crecer como personas.

Al perseguir nuestros sueños, podemos conectarnos con personas que comparten intereses similares, formando relaciones significativas y redes de apoyo que nos ayudan a alcanzar nuestras metas.

Algunos sueños están ligados a marcar una diferencia en el mundo, ya sea mediante la innovación, ayudando a otros o creando un cambio positivo en la comunidad.

Tener sueños claros y perseguirlos nos ayuda a sentirnos conectados con un propósito más amplio en la vida, brindándonos motivación y satisfacción a largo plazo.

Cumplir nuestros sueños y vivir la vida de acuerdo con nuestras aspiraciones conduce a una mayor felicidad y bienestar general, promoviendo una sensación de plenitud y plenitud en nuestras vidas.

Capítulo 3: Sanación y autorrenovación

La curación y la autorrenovación son procesos fundamentales para el bienestar físico, emocional y espiritual de una persona.

Sanación emocional: este proceso implica afrontar y resolver heridas emocionales profundas, como traumas pasados, pérdidas importantes o conflictos internos. La curación emocional puede implicar terapia psicológica, técnicas de autocuidado emocional y apoyo de los seres queridos para procesar y liberar las emociones negativas.

Curación física: Se refiere al proceso de recuperación física después de una enfermedad, lesión o procedimiento médico. Implica un tratamiento médico adecuado, reposo, una dieta equilibrada y, en algunos casos, fisioterapia o rehabilitación para devolver la salud y funcionalidad al organismo.

Sanación espiritual: este tipo de curación se centra en restablecer la conexión con uno mismo, con los demás y con lo trascendente. Puede incluir prácticas como meditación, oración, yoga o participar en rituales y ceremonias que nutren el espíritu y promueven la paz interior y la armonía con el universo.
.
Claudia, Juan, María , Roberto y Laura :

Claudia sufrió ataques de ansiedad y pánico durante años después de un trauma infantil. A través de la terapia de liberación emocional, pudo confrontar y procesar sus emociones reprimidas. Con el tiempo, sus síntomas de ansiedad disminuyeron significativamente, lo que mejoró su calidad de vida y su bienestar emocional.
A Juan le diagnosticaron colitis ulcerosa, una enfermedad inflamatoria intestinal. Después de años de tratamiento médico insatisfactorio, comenzó a explorar terapias alternativas que incluían la liberación emocional mediante técnicas de respiración y meditación . Al abordar el estrés emocional y el trauma subyacentes, Juan experimentó una mejoría en sus síntomas y una reducción en la frecuencia de los brotes de la enfermedad.

María tenía fibromialgia, una condición caracterizada por dolor muscular y fatiga crónica. Después de años de tratamiento convencional, decidió explorar la conexión entre su estado emocional y físico. A través de la terapia de liberación emocional y el trabajo de aceptación y perdón, María experimentó una disminución significativa del dolor y una mejora en su calidad de vida en general.

Roberto sufrió un traumático accidente automovilístico que lo dejó con secuelas físicas y emocionales. Mientras trabajaba con un terapeuta de trauma, comenzó a liberar emociones reprimidas relacionadas con el accidente. Esta liberación emocional no sólo mejoró su estado de ánimo y su capacidad para afrontar el trauma, sino que también contribuyó a una recuperación física más rápida y eficaz.

A Laura le diagnosticaron migrañas crónicas que no responden bien al tratamiento médico convencional. A través de la terapia de liberación emocional, pudo identificar y abordar las tensiones emocionales y el estrés acumulado en su vida. Con el tiempo, la frecuencia y la intensidad de sus migrañas disminuyeron, lo que le permitió controlar mejor su salud y bienestar.

José experimentó durante años problemas digestivos crónicos que los médicos no podían diagnosticar con claridad. Después de investigar la conexión mente-cuerpo, comenzó a trabajar con un terapeuta de liberación emocional. Al identificar y liberar emociones reprimidas relacionadas con el estrés laboral y personal, José notó una mejora significativa en sus síntomas digestivos y en su calidad de vida en general.

Estos ejemplos ilustran cómo abordar y liberar emociones traumáticas puede tener un impacto positivo en la salud física y emocional de las personas. Promover el bienestar físico y mental es esencial para una vida equilibrada y saludable.

Aquí están algunas Técnicas, incluida la meditación, que pueden contribuir significativamente a mejorar tu bienestar:

Conciencia: Practicar mindfulness implica estar consciente y presente en el momento presente, observando sin juzgar los pensamientos, emociones y sensaciones físicas que surgen. Esto puede reducir el estrés, mejorar la concentración y promover una mayor claridad mental.

Meditación guiada: Utilice la guía del instructor o las grabaciones para dirigir su mente hacia estados de relajación y paz interior. Puede concentrarse en la visualización, la respiración o el escaneo corporal para promover una relajación y curación profundas.

Meditación trascendental: Se centra en la repetición silenciosa de un mantra personal para calmar la mente y lograr un estado de conciencia elevada y serenidad.

Respiración diafragmática: Fomenta la respiración profunda lo que ayuda a oxigenar mejor el cuerpo, reducir la ansiedad y mejorar la salud cardiovascular.

Cardiovascular: Correr, nadar, andar en bicicleta u otros ejercicios aeróbicos no sólo mejoran la salud del corazón, sino que también liberan endorfinas que elevan el estado de ánimo y reducen el estrés.

Ejercicios de fortalecimiento: Al igual que el levantamiento de pesas o el yoga, mejoran la fuerza muscular y la flexibilidad, además de promover una mejor postura y reducir el riesgo de lesiones.

Dieta balanceada: Comer alimentos nutritivos y mantener una hidratación adecuada promueve la salud física y mental.

Sueño adecuado: Establecer rutinas de sueño regulares y de calidad mejora la función cognitiva, la regulación emocional y la capacidad de gestionar el estrés.

Manejo del estrés: Practicar técnicas como planificar el tiempo, establecer límites, delegar tareas y aprender habilidades para resolver problemas puede ayudar a reducir el estrés diario.

Masajes terapéuticos: Ayudan a aliviar la tensión muscular, mejorar la circulación y favorecer la relajación general.

Terapia de liberación emocional: Incluye técnicas como la Técnica de Libertad Emocional o la terapia de exposición para ayudar a procesar y liberar emociones reprimidas que pueden afectar la salud física y mental. Liberar emociones reprimidas y permitirnos expresar nuestros sentimientos de forma saludable es fundamental para el bienestar integral.:

Aferrarse a emociones negativas como la ira, la tristeza o el resentimiento puede provocar un estrés emocional crónico que afecta nuestra salud física y mental. Permitirnos sentir y expresar estas emociones nos ayuda a procesarlas y mantener el equilibrio emocional. Las investigaciones sugieren que la represión emocional prolongada puede contribuir al desarrollo de enfermedades físicas como enfermedades cardiovasculares, trastornos autoinmunes y problemas digestivos. Liberar las emociones ayuda a reducir estos riesgos. Comunicar nuestras emociones de forma abierta y honesta fomenta relaciones más profundas y auténticas. Nos permite establecer conexiones más fuertes con los demás al compartir nuestros sentimientos y necesidades de manera efectiva.

Expresar nuestras emociones nos ayuda a procesar experiencias difíciles y liberar tensiones internas. Esto puede mejorar nuestra autoestima, autoaceptación y promover una actitud más positiva ante la vida en general.

Al reducir el estrés emocional mediante la liberación emocional, apoyamos la función del sistema inmunológico y promovemos una mejor salud física. El estrés crónico puede debilitar el sistema inmunológico, haciéndonos más susceptibles a las enfermedades.

Aceptar y expresar nuestras emociones nos permite tomar el control de nuestra vida emocional. Nos ayuda a reconocer nuestras necesidades y a buscar activamente formas saludables de satisfacerlas.

En definitiva, liberar las malas emociones y permitirnos sentir y expresar nuestros sentimientos de una forma auténtica y saludable es fundamental para nuestro bienestar general. Esto nos permite vivir con más autenticidad, equilibrio emocional y salud física, promoviendo una vida más plena y satisfactoria.

juliana y su depresión:

Juliana siempre había sido una persona fuerte y reservada. Desde pequeña aprendió a reprimir sus emociones para mantenerse concentrada y controlada en todas las situaciones. Cuando era niña, su familia atravesaba dificultades económicas, pero Ana nunca expresó su miedo o preocupación. En cambio, se esforzó por ser una hija ejemplar, intentando no añadir más preocupaciones a sus padres.

A medida que creció, Juliana continuó con su patrón de reprimir emociones. En la universidad se esforzó por ser la mejor alumna y mantuvo una relación amorosa en la que nunca se permitió mostrar vulnerabilidad o necesidad emocional. Cuando enfrentó desafíos académicos o personales, simplemente los ignoró o los afrontó sin permitirse sentir el impacto emocional que realmente estaba experimentando.

Con el tiempo, Juliana comenzó a experimentar síntomas físicos preocupantes. Frecuentes dolores de cabeza, problemas digestivos y cansancio constante pasaron a formar parte de su vida diaria. A pesar de visitar a varios médicos y someterse a numerosos exámenes, no encontró ninguna causa física específica para sus síntomas.

Afortunadamente, Juliana encontró un libro sobre autocuración en una pequeña librería local. El libro explora técnicas para liberar emociones reprimidas, cultivar la paz interior y fortalecer la conexión mente-cuerpo. Fascinada por la perspectiva de curarse a sí misma, Juliana comenzó a leer con entusiasmo, absorbiendo cada página y reflexionando sobre cómo aplicar sus enseñanzas a su propia vida.

El libro no sólo ofrecía métodos prácticos de meditación y visualización, sino también historias inspiradoras de personas que habían transformado sus vidas mediante el poder de la autocomprensión y la autocompasión. Juliana se sintió alentada al descubrir que no estaba sola en su viaje hacia el bienestar físico y emocional.

Con cada capítulo, Juliana aprendió nuevas técnicas para liberar las emociones que había reprimido durante tanto tiempo. Practicaba la meditación a diario, permitiéndole sentir y expresar todo lo que surgía en su interior sin juzgar ni resistir. Aprendió a vivir más el presente, valorando cada momento y reconociendo la importancia de cuidar tanto su salud emocional como su salud física.

A medida que avanzaba en su viaje de autocuración, Juliana notó cambios profundos en su vida. Sus dolores de cabeza se hicieron menos frecuentes, su digestión mejoró y experimentó una renovada sensación de vitalidad y bienestar. Además, se sintió más conectada consigo misma y con los demás, capaz de compartir sus emociones de forma más auténtica y abierta. El libro se convirtió en una guía y compañero en su camino hacia una vida más plena y saludable. Cada página fue una nueva revelación, cada ejercicio una oportunidad para crecer y sanar. Juliana estaba agradecida de haber encontrado esta fuente de sabiduría y se comprometió a explorar y cultivar continuamente su bienestar. La historia de Juliana es un poderoso recordatorio de cómo el autodescubrimiento y la autocuración pueden transformar nuestras vidas. Al tomar el control de su propio camino hacia el bienestar, Juliana encontró el poder interior para sanar y vivir con alegría y plenitud.

¿De dónde vienen las emociones?

Las emociones se crean desde antes de nacer.
Cuando una madre empieza a percibir emociones, obviamente este bebé, este feto que fuimos tú y yo en algún momento, también empieza a hacerlo. Esto quiere decir que, desde el principio, a través de la madre, comenzamos a experimentar estas emociones. Sin embargo, estas emociones no nos las proporciona la madre, sino que ya venimos con ciertos códigos para experimentar y vivir ciertas emociones. Lo que les estoy enseñando ahora es cómo la madre se convierte en este tipo de nave espacial, por así decirlo, que se conecta con el mundo exterior. Al principio estamos en el útero y no podemos salir a interactuar con el mundo exterior porque nuestro cuerpo aún está desarrollándose, aún está

gestando. Cuando finalmente nacemos, es una experiencia completamente diferente. Pero mientras estamos dentro, la madre es ese vehículo sensorial que comienza a conectar con el mundo exterior a través de vibraciones, percepciones, ideologías y cultura. Ella percibe esta realidad y reacciona emocionalmente ante algo específico. Es entonces cuando experimentamos esa emoción que ella siente por todo su cuerpo, y que también sentimos nosotros como feto, como seres humanos. Ahí es donde comienza nuestro viaje emocional. Imagínese lo importante y poderoso que es esto. Nuestras emociones ya están vinculadas antes de nacer. Las emociones se fortalecen con el tiempo y, si las ignoramos, pueden manifestarse físicamente y causarnos daño.

Cuando sientes una emoción en tu interior, ¿qué nos han enseñado los expertos en humanidad y salud mental sobre cómo debemos actuar?
 En una clase de yoga, si empiezas a llorar, ¿qué dice el profesor?
 En el colegio ¿qué te dice el profesor si eres un niño que llora?
En una reunión familiar, ¿qué te dice tu padre?
 ¿Y qué dicen las autoridades sobre tu salud mental?
 ¿Qué se acepta como válido en relación con las emociones?

A menudo se nos dice que evitemos las emociones, respiremos profundamente y nos calmemos. Se nos enseña a conservarlos, no a expresarlos. Nos dicen que los hombres no debemos llorar, que debemos ser fuertes y controlar nuestras emociones. Nos piden que los gestionemos y listo.
Y nunca cuestionamos esto porque estamos mucho más centrados en la supervivencia. Queremos vivir esta vida, llevar comida a casa, simplemente seguir adelante. Realmente nunca nos paramos a investigar qué es realmente importante y cómo gestionar nuestras emociones. Cuando nos preguntamos qué hacer con nuestras emociones, a menudo no tenemos tiempo ni necesitamos sobrevivir, así que respiramos profundamente y seguimos adelante. Esto nos lleva a bloquear nuestras emociones y decirnos a nosotros mismos que nos sentimos mal, lo que inevitablemente empeora las cosas y puede llevarnos a la necesidad de reprimir nuestros sentimientos. Nos damos cuenta de que estamos

complicando cada vez más las cosas y nunca nos dicen que nosotros mismos estamos contribuyendo a este ciclo.

Las emociones, por su raíz etimológica, tienen su origen en el vocablo latino "emitir", que proviene del verbo "emovere", que significa "mover". Esto nos muestra que las emociones son movimientos que involucran tanto al sistema muscular como al sistema musculoesquelético, así como al funcionamiento fisiológico del organismo.
 En inglés, la palabra "emotion" también nos dice esto, ya que se puede descomponer en "e-motion", es decir, energía en movimiento.

La definición latina de "emovere" nos revela que las emociones son inherentemente dinámicas, implican movimiento en nuestro cuerpo, incluido el sistema muscular y locomotor.
Esta comprensión nos lleva a responder si existe relación entre el cuerpo y las emociones. La palabra clave en todo esto es "movimiento". Las emociones, por su propia naturaleza, nos llevan a movernos física y fisiológicamente.
nunca cuestionamos esto porque estamos mucho más centrados en la supervivencia. Cuando interactuamos con el mundo exterior, puede ser cualquier cosa externa a nosotros, como una silla, una persona, un perro, un celular o una mesa, cualquier cosa, inmediatamente podemos experimentar una emoción que se desencadena en nuestro pecho.
Esta es la respuesta emocional a lo que percibimos externamente.
Lo que nos han enseñado sobre cómo gestionar estas emociones es crucial.
Cuando sentimos emociones como tristeza, miedo, enojo o cualquier otra, nos han enseñado ciertas respuestas. La palabra clave que nuestros expertos en salud mental, respaldados por organizaciones como la Organización Mundial de la Salud, suelen enfatizar es "gestionar", "controlar" o "calmarse".
Estas son las pautas comunes que nos dan para gestionar nuestras emociones cuando surgen en respuesta a interacciones con el mundo exterior.

Cuando experimentamos una emoción, como un movimiento natural dentro de nuestro cuerpo, ¿qué nos dice esa emoción?
¿Si las emociones hablaran y les pudiéramos preguntar (qué quieres moverte o permanecer estático en una parte específica de mi cuerpo? ¿Cuál cree que sería la respuesta de la emoción?

Por ejemplo, si sentimos una reacción en el corazón o en el centro del pecho y tuviéramos que preguntarle a la emoción que prefieres, ¿qué respondería?

La emoción probablemente expresaría eso.él quiere moverse (que quiere movimiento) en esta zona específica del cuerpo.

La recomendación de "calmarnos" en lugar de dejar que las emociones se muevan libremente en nuestro cuerpo a menudo proviene de un enfoque tradicional para gestionar las emociones, que puede no reflejar completamente cómo funcionan las emociones en el cuerpo. Lo ideal sería dejar que la emoción fluya por tu cuerpo para liberarla. Simplemente permítase sentir la emoción sin intentar reprimirla.

Capítulo 4: Energía y Conciencia

Comprender el poder de la energía y su impacto en nuestras vidas implica una exploración más profunda de varios aspectos:

Reconocer cómo la alimentación, el ejercicio y el descanso afectan a nuestra vitalidad y capacidad para realizar las actividades diarias.

Comprender cómo nuestras emociones y pensamientos influyen en nuestro estado de ánimo, nuestras relaciones interpersonales y nuestra salud mental.

Sea consciente de cómo nuestras interacciones con los demás afectan el entorno emocional y energético que creamos a nuestro alrededor, y cómo esto puede afectar nuestro bienestar general.

Considere cómo nuestro entorno físico y social influye en nuestra energía personal, desde donde vivimos y trabajamos hasta los medios de comunicación y las influencias externas.

Desarrollar habilidades para administrar nuestra energía de manera efectiva, incluida la capacidad de recargar cuando sea necesario, establecer límites saludables y cultivar prácticas que promuevan el equilibrio energético sostenible.

La energía es una propiedad fundamental de la naturaleza que se manifiesta de diversas formas e impulsa todos los procesos físicos y químicos del universo. Es una medida de la capacidad de un sistema para realizar un trabajo o producir cambios.

Existen diversas formas de energía,
como la energía cinética (asociada al movimiento de los objetos)
La energía potencial (almacenada en un sistema debido a su posición o configuración)
La energía térmica (relacionada con el calor)
La energía eléctrica (transportada por cargas eléctricas)
La energía luminosa (emitida por fuentes de luz), entre otras.

La energía puede transferirse de un objeto a otro o transformarse de una forma a otra. Por ejemplo, cuando se lanza una pelota (energía cinética), esta se puede convertir en energía potencial cuando alcanza una determinada altura.

Según este principio fundamental de la física, la energía no se puede crear ni destruir, sólo se puede transformar de una forma a otra. Esto significa que en cualquier proceso físico o químico, la cantidad total de energía permanece constante.

La energía es crucial para todas las actividades humanas y procesos naturales. Desde el funcionamiento de nuestros cuerpos (donde la energía de los alimentos se convierte en energía útil para el movimiento y el crecimiento) hasta la generación de electricidad, el transporte y la calefacción, la energía es fundamental para la civilización moderna.

La unidad estándar para medir la energía en el Sistema Internacional es el julio (J), aunque se suelen utilizar otras unidades como el kilovatio-hora (kWh) para la electricidad o las calorías (cal) para la energía contenida en los alimentos.

Nuestro cuerpo humano está compuesto y funciona gracias a diversas formas de energía que interactúan de forma compleja y coordinada. Estas son algunas de las formas clave en las que la energía juega un papel vital en el funcionamiento del cuerpo:

La energía que necesitamos para mantenernos vivos proviene de los alimentos que comemos. A través del proceso de digestión, los nutrientes esenciales como los carbohidratos, las grasas y las proteínas se descomponen en componentes más simples que luego se transforman en energía química en forma de trifosfato de adenosina (ATP). El ATP es la principal fuente de energía para las células del cuerpo humano y se utiliza en diversas actividades celulares y procesos metabólicos. Nuestro cuerpo utiliza la energía cinética para realizar movimientos físicos, desde caminar y correr hasta actividades más complejas como escribir, bailar o practicar deporte. Los músculos son los principales convertidores de energía química (ATP) en energía cinética, permitiendo así el movimiento y la realización de tareas físicas. El sistema nervioso transmite señales eléctricas por todo el cuerpo para coordinar funciones y responder a estímulos del entorno. Estas señales nerviosas son posibles gracias a la actividad eléctrica generada por las células nerviosas (neuronas), que utilizan potenciales de acción para transmitir información de forma rápida y eficiente. Nuestro cuerpo produce constantemente calor como subproducto del metabolismo celular. Este calor es esencial para mantener la temperatura interna del cuerpo dentro de un rango óptimo para el correcto funcionamiento celular (homeostasis térmica). A nivel bioquímico y fisiológico, el cuerpo también utiliza energía potencial almacenada en enlaces químicos y en la estructura de biomoléculas para mantener funciones celulares esenciales, como la síntesis de proteínas y la replicación del ADN.

Conciencia es un término complejo que se refiere a la capacidad de tener experiencias subjetivas, de ser consciente de uno mismo y del entorno, y de tener conocimiento de nuestras propias experiencias mentales, emocionales y sensoriales. A continuación presentamos algunos aspectos claves para entender qué es la conciencia:

La conciencia implica la capacidad de experimentar sensaciones, pensamientos y emociones desde una perspectiva personal e individual. Es la experiencia interna y subjetiva de la realidad.

Esta es una característica importante de la conciencia, que implica ser consciente de uno mismo o separarse de los demás y del medio ambiente. Incluye la capacidad de reflexionar sobre nuestras propias acciones, pensamientos y emociones. La conciencia no sólo implica ser consciente de uno mismo, sino también ser consciente del entorno externo y de los estímulos que lo componen. Implica la capacidad de percibir y responder al mundo que nos rodea. La conciencia no es un estado estático; varía en profundidad y claridad. Incluye estados de vigilia, conciencia y estados alterados de conciencia como la meditación o la hipnosis. La conciencia está estrechamente relacionada con funciones cognitivas superiores, como la atención, la memoria, el razonamiento y la toma de decisiones. Estas habilidades nos permiten procesar información y tomar acciones basadas en nuestra comprensión de nosotros mismos y del mundo que nos rodea.

Modificar la conciencia implica alterar temporalmente el estado normal de percepción, pensamiento o experiencia subjetiva. Hay varias formas de lograrlo, algunas de las cuales incluyen:

Alcohol:

Produce cambios en la percepción, el estado de ánimo y la inhibición. El consumo de alcohol a menudo disminuye las barreras sociales y la autoconciencia, lo que puede conducir a comportamientos más extrovertidos o impulsivos de los que normalmente exhibirá una persona sobria.

Alguien puede volverse más hablador o mostrar menos preocupación por las normas sociales establecidas. El alcohol puede alterar la percepción sensorial, a veces exacerbando o embotando las sensaciones. Por ejemplo, puede hacer que los colores parezcan más brillantes o los sonidos más fuertes de lo que realmente son, alterando la experiencia sensorial general de una persona bajo su influencia.

Cannabis:

Altera la percepción sensorial y el estado de ánimo, induciendo relajación o euforia. El cannabis puede afectar la percepción del tiempo, el espacio y las sensaciones físicas. Por ejemplo, algunas personas experimentan una percepción del tiempo más lenta o una mayor sensibilidad a los estímulos visuales o auditivos durante el uso. El cannabis tiene la capacidad de influir en el estado de ánimo de una persona, induciendo sensaciones de relajación, bienestar o euforia. Esto puede manifestarse en una mayor sensación de calma, risa espontánea o una percepción positiva del entorno y las interacciones sociales.

Psicodélicos (por ejemplo, LSD, psilocibina):

Provocan profundas alteraciones en la percepción, la cognición y la experiencia emocional. Los psicodélicos pueden causar experiencias perceptivas intensamente vívidas y alteradas. Durante un viaje psicodélico pueden aparecer colores brillantes, patrones geométricos en movimiento o la percepción de que los objetos tienen una cualidad animada. Los psicodélicos tienen el potencial de alterar profundamente la forma en que una persona piensa y experimenta las emociones. Pueden inducir estados de profunda introspección, una conexión emocional intensificada con el entorno o experiencias místicas o espirituales que trascienden lo ordinario.

La hipnosis:
Es un estado de atención enfocada, relajación y sugestión. Mediante la guía de un terapeuta o mediante la autohipnosis, las personas pueden alterar su conciencia para acceder a recuerdos olvidados, cambiar

patrones de comportamiento o superar problemas psicológicos como el estrés o la ansiedad. A través de técnicas de concentración y mindfulness se puede modificar la conciencia para conseguir estados de calma profunda o una mayor conciencia de uno mismo y del entorno. Combina posturas físicas, técnicas de respiración y meditación para modificar la conciencia y promover un estado de equilibrio y conexión espiritual. Durante el sueño la conciencia se altera notablemente, experimentando sueños y diferentes estados de conciencia dependiendo de la fase del sueño.

A lo largo del día, la conciencia puede variar según el estado de alerta, la atención y la concentración. A través de técnicas de inducción, la hipnosis puede alterar la conciencia permitiendo la sugestión y el acceso a recuerdos o experiencias que normalmente no están disponibles.

Incluyen rituales que pueden inducir estados alterados de conciencia mediante el uso de música, danza, canto o sustancias naturales. Puede provocar estados de alteración de la conciencia debido a cambios metabólicos y falta de nutrientes: Reducción significativa de la estimulación sensorial que puede provocar cambios en la percepción y la conciencia.

Modificar la conciencia puede servir para una variedad de propósitos, desde la exploración espiritual y el crecimiento personal hasta la recreación y el tratamiento terapéutico. Es importante señalar que algunas formas de modificar la conciencia pueden tener riesgos y deben abordarse con el cuidado y el conocimiento adecuados.

Abrirse a una conciencia superior a través de la meditación y la reflexión puede compararse metafóricamente con abrir una puerta o ventana a una comprensión más amplia y profunda del universo o la existencia.

Imagina que la meditación y la reflexión actúan como una llave que te permite abrir la puerta de una habitación iluminada donde contemplar el vasto panorama del universo. Al meditar, calmas tu mente y te sumerges en un estado de serenidad y quietud interior. Es como abrir una ventana al cosmos, donde puedes contemplar las estrellas brillantes, sentir la inmensidad del espacio y comprender tu lugar en esta vasta red de vida y energía cósmica.

La reflexión profunda, por otro lado, funciona como la luz que ilumina esa habitación, permitiéndote examinar tu vida, tus experiencias y tus creencias desde una perspectiva más amplia y consciente. Es como mirar el universo desde diferentes ángulos y detectar nuevas conexiones y significados que antes podrían haber pasado desapercibidos.

Juntas, la meditación y la reflexión te invitan a abrir esa puerta interior a una conciencia superior, donde podrás explorar y comprender la interconexión de todas las cosas, sentir una profunda unidad con el universo y experimentar una paz y plenitud que trasciende lo cotidiano. Entender que hay algo dentro de nosotros más grande y conectado a un ser mayor lleno de energía es una idea que refleja la creencia en una dimensión espiritual o una conexión profunda con el universo.

"Debemos reconocer que dentro de cada uno de nosotros reside una poderosa fuerza interior, que está intrínsecamente conectada a un ser mayor lleno de energía y sabiduría. Es como si cada uno de nosotros fuera un reflejo único de la energía universal, una chispa que forma parte de un todo más grande y expansivo.

Cuando nos permitimos explorar esta conexión a través de la meditación, la reflexión profunda o simplemente estando en sintonía con nuestro yo interior, podemos experimentar una sensación de paz y plenitud que proviene de alinearnos con esta energía mayor. Es como sentir la presencia y el amor de una fuerza cósmica que nos guía y sostiene en nuestro camino.

Esta idea nos invita a explorar nuestro potencial más allá de las limitaciones del yo individual, hacia una comprensión más profunda de nuestra interconexión con toda la vida y el universo en su conjunto. Es un recordatorio de que somos parte de algo más grande y trascendente, lleno de energía y luz, que nos acompaña en nuestro viaje de crecimiento y realización espiritual."

Entender que hay algo más grande dentro de nosotros y conectado a un poder superior, que podríamos llamar universo, energía cósmica o simplemente una fuerza mayor, es una forma de reconocer nuestra conexión con algo más allá del individuo. A continuación se muestran algunos ejemplos de cómo se podría expresar esta idea:

Al meditar profundamente, podemos sentirnos parte integral del cosmos, conectados con la inmensidad del espacio y el flujo constante de energía que sustenta toda la vida en la Tierra y más allá. Es como si nuestras experiencias personales estuvieran entrelazadas con acontecimientos cósmicos a una escala mucho más amplia.

Al observar la naturaleza y sentir la energía que emana de todos los seres vivos, podemos percibirnos como receptores de una fuerza vital que fluye por todo el universo. Esta energía nos une con cada ser vivo y cada fenómeno natural, creando un sentimiento de unidad y armonía en el mundo que nos rodea.

A veces, al confiar en nuestra intuición y sabiduría interior, podemos sentirnos guiados por una fuerza que trasciende nuestra comprensión racional. Es como si estuviéramos conectados a una fuente de conocimiento universal que nos proporciona dirección en momentos clave de nuestras vidas.

Estos ejemplos reflejan una perspectiva no religiosa de cómo podemos experimentar y reconocer una conexión con algo más grande y poderoso que nosotros mismos, ya sea a través de la contemplación de la naturaleza, la meditación profunda o simplemente estando abiertos a las experiencias y energías que nos llegan. rodea en el universo.

Cuando nos quitamos los zapatos y ponemos los pies en la tierra, también conocido como "earning" o "grounding", estamos practicando una actividad que algunos creen que puede tener beneficios para la salud y el bienestar. Aquí te dejamos algunos puntos importantes de lo que sucede: Al caminar descalzos sobre el suelo, especialmente sobre pasto, arena o tierra, estamos estableciendo contacto directo con la superficie terrestre. Se cree que esto permite que nuestro cuerpo se conecte eléctricamente con la energía de la tierra, absorbida a través de la piel de los pies. Según algunos defensores de esta práctica, colocar los pies en el suelo puede ayudar a equilibrar el campo eléctrico del cuerpo, reducir la inflamación, mejorar la calidad del sueño, aliviar el estrés y aumentar la energía general. Algunos estudios preliminares sugieren que puede haber beneficios para la salud relacionados con la reducción del cortisol (hormona del estrés) y la mejora de la función inmune, aunque se necesita más investigación para confirmar estos efectos. Además de los posibles beneficios físicos, muchas personas descubren que caminar descalzo en la naturaleza mejora su estado de ánimo y su bienestar emocional. Esto puede deberse a la sensación de conexión con la naturaleza y la relajación que proporciona estar al aire libre. Intenta salir y conectarte con la tierra para liberar toda la carga y recargarte de energía positiva.

Historia de María :

María se encontraba en un momento de su vida en el que el estrés parecía devorar cada minuto de su día. Era madre de dos niños pequeños, trabajaba tiempo completo en una empresa exigente y su marido también tenía un trabajo exigente que lo mantenía ocupado la mayor parte del tiempo. Su casa, aunque llena de amor y risas infantiles, nunca pareció tener un momento de tranquilidad.
Todas las mañanas María se levantaba temprano para preparar el desayuno y organizar a los niños para el colegio. Luego se apresuró a prepararse para su día en la oficina, donde las responsabilidades parecían crecer sin cesar. Las horas pasaron volando entre llamadas, correos electrónicos y reuniones interminables.
Al regresar a casa por la tarde, María se enfrentó a una lista interminable de tareas domésticas y necesidades de los niños. Ella ayudó con la tarea, preparó la cena y se aseguró de que todos estuvieran listos para el día siguiente. Todas las noches, después de acostar a los niños, se acostaba

agotada, sin apenas tener tiempo para respirar y reflexionar sobre su propio bienestar.

El estrés empezó a pasarle factura a María. Se sentía constantemente cansada, irritable y emocionalmente agotada. Sus momentos de soledad y cuidado personal eran raros y se limitaba a unos minutos en la ducha o momentos robados leyendo un libro antes de quedarse dormida.

Un día, mientras navegaba por Internet buscando soluciones a su estrés, María encontró un artículo sobre los beneficios de la conexión a tierra. Leyó sobre cómo caminar descalzo sobre la tierra podría ayudar a reducir el estrés, mejorar el sueño y restablecer el equilibrio emocional. Intrigada por la idea de encontrar algo que la ayudara a sentirse mejor, decidió intentarlo.

Comenzó a tomarse un tiempo todos los días para caminar descalza por el pequeño jardín de su casa. Sintió el frescor de la tierra bajo sus pies y el calor del sol acariciando su rostro. Esos breves momentos se convirtieron en su refugio, donde desconectar del ajetreo diario y reconectar consigo misma.

Con el tiempo, María notó cambios en su estado de ánimo y nivel de energía. Se sentía más tranquila y serena, menos abrumada por las exigencias de su vida diaria. Descubrió que esos minutos de conexión a tierra no solo la ayudaron a relajarse, sino que también le dieron la fuerza interior para afrontar cada día con energía renovada.

Su familia también empezó a notar la diferencia en ella. Estaba más presente, más paciente y dispuesta a disfrutar sus momentos con sus seres queridos. María se dio cuenta de que, aunque su vida seguía tan ocupada como siempre, ahora tenía una herramienta poderosa para mantener su bienestar físico y emocional.

La conexión a tierra se convirtió en una parte fundamental de la rutina diaria de María. Aprendió a priorizar esos momentos para ella misma, reconociendo que cuidar su propia salud mental era crucial para poder cuidar de los demás. A través de la conexión a tierra, María encontró un camino hacia el equilibrio en medio del caos, demostrando que incluso en los momentos más ocupados de la vida, siempre hay espacio para el autocuidado y la renovación personal.

Capítulo 5: Superación de obstáculos: fuerza interior

Superar obstáculos y encontrar la fuerza interior son dos aspectos fundamentales para el crecimiento personal y emocional. Aquí te dejamos algunas ideas y reflexiones sobre cómo puedes cultivar esa fuerza interior: Empiece por comprender quién es usted realmente. Conocer tus fortalezas, debilidades y valores fundamentales te brindará una base sólida para enfrentar cualquier obstáculo.

La resiliencia es la capacidad de adaptarse y recuperarse ante la adversidad. Cultivar esta habilidad implica aprender de los fracasos y mantener una actitud positiva incluso en tiempos difíciles.

Aceptar las circunstancias que no puedes cambiar te permitirá concentrarte en lo que puedes controlar. Esto le ayudará a evitar la frustración y a utilizar sus recursos de forma más eficaz.

Una actitud positiva puede transformar la forma en que se enfrentan los desafíos. Practica el optimismo realista, que implica mantener una actitud positiva sin perder de vista los obstáculos reales.

No tengas miedo de pedir ayuda cuando la necesites. El apoyo de amigos, familiares o incluso una red de apoyo profesional puede brindarle la fuerza adicional que necesita para superar momentos difíciles.

Establecer metas claras y alcanzables le brinda dirección y propósito. Divida los grandes objetivos en pequeños pasos y celebre cada logro a lo largo del camino.

Cuida tu bienestar físico, emocional y mental. Esto incluye hacer ejercicio con regularidad, dormir lo suficiente, practicar meditación o atención plena y encontrar actividades que le brinden alegría y paz interior.

Vea cada obstáculo como una oportunidad para aprender y crecer. La sabiduría y la experiencia que obtenga al superar los desafíos lo harán más fuerte y estará preparado para el futuro.

La persistencia es clave cuando se enfrentan desafíos largos o difíciles. Mantén tu determinación y sigue avanzando incluso cuando parezca difícil.

Practicar la gratitud te ayuda a mantener una actitud positiva y valorar lo que tienes, incluso en medio de las dificultades. Superar obstáculos y encontrar la fuerza interior es un proceso personal y continuo. Requiere paciencia, autodisciplina y un compromiso constante contigo mismo. Con el tiempo y la práctica, desarrollarás una mayor capacidad para afrontar las dificultades con resiliencia y confianza en tu fuerza interior.

Enfrentar desafíos y mantener la fuerza interior requiere una combinación de estrategias prácticas y habilidades emocionales. Aquí te comparto algunas estrategias efectivas:

Antes de actuar, es fundamental comprender plenamente la naturaleza del desafío. Esto incluye identificar sus causas, consecuencias y posibles soluciones.

En situaciones estresantes, tomarse un momento para respirar profundamente puede ayudar a mantener la calma y despejar la mente para tomar decisiones más efectivas.

En lugar de centrarse en el problema en sí, concéntrese en las posibles soluciones. Esto te ayudará a sentirte más empoderado y a mantener una actitud proactiva.

Los errores y fracasos son oportunidades de aprendizaje. En lugar de desanimarte, analiza qué salió mal y utiliza esa información para mejorar en el futuro.

La resiliencia implica adaptarse positivamente a las adversidades. Cultiva esta habilidad recordando otros momentos difíciles que hayas superado y cómo lo hiciste.

No enfrentes los desafíos solo. Busque el apoyo de amigos, familiares, mentores o profesionales según sea necesario. A veces, simplemente hablar con alguien puede brindarte nuevas perspectivas y aliento.

El autocuidado es fundamental para mantener la fuerza interior. Asegúrate de dormir lo suficiente, comer bien, hacer ejercicio con regularidad y practicar técnicas de relajación como el yoga o la meditación.

Mantenga una actitud optimista y céntrese en las posibilidades en lugar de en las limitaciones. Esto le ayudará a mantenerse motivado y esperanzado en tiempos difíciles. Divida los desafíos en objetivos más pequeños y alcanzables. Esto te permitirá avanzar paso a paso y celebrar tus logros a lo largo del camino. A veces los desafíos están fuera de tu control. Practica la aceptación para concentrar tu energía en aquello en lo que puedes influir. Reconozca y celebre cada logro, grande o pequeño. Esto fortalecerá tu confianza en ti mismo y te motivará a seguir avanzando.

Aplique estas estrategias de manera consistente y, al adaptarlas a sus circunstancias específicas, estará mejor equipado para enfrentar los desafíos y mantener su fuerza interior en cualquier situación.

Evitar la negatividad y las influencias tóxicas es esencial para mantener la fuerza interior y afrontar los desafíos de forma eficaz.

Sé consciente de las personas, situaciones o entornos que tienden a generar negatividad en tu vida. Podría tratarse de alguien que se queja constantemente, de ambientes pesimistas o incluso de tus propios pensamientos autocríticos.

Aprende a decir no a situaciones o personas que te afectan negativamente. Esto puede significar rechazar los chismes, evitar conversaciones destructivas o incluso reducir el tiempo que pasa con determinadas personas.

Rodéate de personas que te apoyen, te inspiren y te motiven. Busque amigos, familiares o colegas que tengan una actitud positiva y constructiva ante la vida. Si no puedes evitar por completo una situación negativa, intenta mantener cierta distancia emocional. Esto significa no dejar que las emociones negativas de los demás te afecten profundamente.

No todos los conflictos o situaciones negativas merecen tu energía y atención. Aprende a priorizar lo que realmente es importante para ti y deja de lado lo que no lo es.

Dedique tiempo a actividades que le brinden alegría y paz interior. Esto puede incluir pasatiempos, ejercicio, meditación o cualquier actividad que te ayude a recargarte de energía positiva.

La resiliencia le ayuda a manejar mejor la adversidad y los comentarios negativos. Practica técnicas que fortalezcan tu capacidad para recuperarte rápidamente de situaciones difíciles. Si bien es importante mantenerse informado, demasiadas noticias negativas pueden afectar su estado de ánimo. Establezca límites saludables a su tiempo en las redes sociales y elija fuentes de noticias que sean equilibradas y confiables. Reflexiona periódicamente sobre cómo te sientes después de interactuar con determinadas personas o situaciones. Aprenda de esas experiencias para ajustar sus interacciones futuras. Con estas estrategias estarás mejor preparado para mantener tu fuerza interior y afrontar los retos de una manera más positiva y eficaz, sin dejar que la negatividad y las influencias tóxicas te afecten en exceso. Las personas tóxicas pueden manifestarse de diferentes maneras y contribuir negativamente a nuestra energía. Aquí hay tres ejemplos comunes:

El crítico constante: esta persona siempre encuentra fallas en todo y en todos, incluido usted mismo. Por muy bien que hagas las cosas, siempre tendrán algo negativo que decir. Sus críticas constantes pueden minar tu confianza y autoestima, haciéndote sentir desanimado e inútil.

El manipulador emocional: Esta persona suele utilizar tus emociones para su propio beneficio. Pueden ser expertos en el juego de la culpa, el victimismo o la manipulación emocional sutil. Te hacen sentir responsable de tus problemas o emociones y te manipulan para que hagas lo que ellos quieren, dejándote emocionalmente agotado y confundido.

El Vampiro Energético: Esta persona drena tu energía constantemente. Pueden ser pesimistas crónicos que siempre ven el lado negativo de las cosas, o personas que siempre están en crisis y exigen tu atención y apoyo emocional sin preocuparte por tus propias necesidades. Pasar tiempo con ellos te hace sentir agotado y sin energía.

Es importante identificar estas dinámicas en nuestras relaciones y aprender a establecer límites saludables para proteger nuestra energía y bienestar emocional.

La historia de Martín:

Un hombre llamado Martín que vivía con su pareja, Laura. Al principio su relación fue armoniosa y llena de amor, pero con el tiempo Martín empezó a notar que Laura estaba afectando negativamente su estado emocional. Laura era sumamente crítica, constantemente lo menospreciaba y hacía comentarios que minaban su autoestima. Martin, que era una persona empática y comprensiva, se esforzó por complacerla y mantener la paz, pero se sentía cada vez más agotado emocionalmente.

Laura tenía un carácter dominante y controlador. Ella siempre quiso tener el control de todo, desde las decisiones cotidianas hasta cómo se sentía y se comportaba Martin. Sus sutiles exigencias y manipulaciones lo mantenían en un constante estado de estrés y ansiedad. Martin se encontró atrapado en un ciclo de complacencia y culpa, sin saber cómo liberarse de esta dinámica tóxica.

Con el tiempo, Martin empezó a darse cuenta de que su relación con Laura estaba teniendo un impacto devastador en su bienestar emocional y mental. Se sentía atrapado en una jaula emocional de la que no sabía cómo escapar. Sin embargo, en lugar de ceder a la desesperación, Martín decidió buscar una salida creativa.

Martín empezó a dedicarse tiempo a sí mismo, alejándose poco a poco de Laura tanto física como emocionalmente. Comenzó a leer libros sobre desarrollo personal y a buscar formas de fortalecer su propia autoestima y confianza. Poco a poco empezó a reconstruir su fuerza interior y a recuperar el control de su propia vida.

En su proceso de curación y autodescubrimiento, Martín llegó a comprender que merecía ser tratado con respeto y amor genuino. Comenzó a imaginar un futuro en el que podría vivir en paz y armonía consigo mismo. Fue entonces cuando Martín concibió un plan audaz: crear en su mente un ser superior, una versión fortalecida y empoderada de sí mismo, capaz de liberarse de las ataduras emocionales que lo mantenían cautivo.

Este ser superior representaba todo lo que Martín aspiraba a ser: valiente, seguro de sí mismo y capaz de tomar decisiones que promovieran su propio bienestar. Con cada paso que daba en su proceso de empoderamiento personal, Martín se sentía más libre y más cerca de alcanzar la paz interior que anhelaba.

Finalmente, Martín reunió el coraje para enfrentarse a Laura y poner fin a su relación. Explicó clara y firmemente cómo sus acciones y comportamientos habían afectado negativamente su vida. Con una mezcla de tristeza y alivio, Martín se despidió de Laura y se comprometió a priorizarse a sí mismo y a su propio bienestar emocional en el futuro.

Tras dejar atrás la relación tóxica, Martín continuó su viaje de autodescubrimiento y crecimiento personal. Se rodeó de gente positiva y apoyo emocional, y encontró consuelo en actividades que nutrían su alma. Con el tiempo, Martin construyó una vida más auténtica y significativa, donde su yo superior finalmente encontró la paz y la felicidad que tanto había buscado.

Establecer límites o poner fin a relaciones tóxicas puede ser una tarea difícil y desafiante en este momento, pero a la larga puede conducir a una vida más plena y satisfactoria. A continuación se presentan algunas razones por las que es importante y cómo puede resultar gratificante a largo plazo:

Al establecer límites saludables o poner fin a una relación tóxica, te estás dando prioridad a ti mismo y a tu bienestar emocional. Esto significa dejar de permitir que personas o situaciones te lastimen constantemente, lo cual es esencial para tu salud mental y emocional.

Actuar en beneficio propio fortalece tu autoestima y confianza en ti mismo. Te enseña que mereces respeto y amor genuino en tus relaciones y te permite no conformarte con menos de lo que mereces.

Al liberarte de relaciones venenosas, tienes la oportunidad de ser más auténtico contigo mismo y con los demás. Esto te permite crecer personalmente, descubrir tus verdaderos intereses y aspiraciones y vivir una vida más alineada con tus valores. Las relaciones tóxicas pueden ser una fuente constante de estrés, ansiedad y preocupación. Al establecer límites o poner fin a esas relaciones, reduce significativamente estos factores negativos en su vida, lo que contribuye a una mejor salud física y mental. Al liberar espacio en tu vida de personas tóxicas, creas espacio para relaciones nuevas y más saludables. Puedes construir conexiones significativas con personas que te apoyan, te inspiran y te ayudan a crecer positivamente.

El proceso de establecer límites o poner fin a relaciones tóxicas es una oportunidad para aprender sobre usted mismo, sus necesidades y sus límites. Le empodera al tomar decisiones difíciles pero necesarias para su propio beneficio.

Aunque puede ser doloroso y desafiante en el momento, a largo plazo, establecer límites o poner fin a relaciones tóxicas puede abrir las puertas a una vida más plena, auténtica y satisfactoria. Es un acto de cuidado personal y amor propio que te permite cultivar relaciones más positivas y constructivas, y te ayuda a avanzar hacia tu mejor versión.

Capítulo 6: Empoderamiento personal

El empoderamiento personal es un proceso en el que las personas adquieren las herramientas, habilidades y confianza necesarias para tomar el control de sus propias vidas y tomar decisiones informadas. Este concepto cubre varios aspectos, incluido el desarrollo de la confianza en uno mismo, la autonomía, la resiliencia y la capacidad de influir en el entorno y la comunidad.

Claves para el empoderamiento personal

Autoconocimiento:
- Comprender tus fortalezas y debilidades.
- Identificar tus valores y creencias.
- Reconocer tus pasiones y lo que te motiva.

Establecer metas:
- Definir objetivos claros y alcanzables.
- Desarrollar un plan de acción.
- Manténgase enfocado y perseverante ante los obstáculos.

Desarrollo de habilidades:
- Aprenda nuevas habilidades relevantes para sus objetivos.
- Mejorar las habilidades de comunicación y liderazgo.
- Fomentar la creatividad y la resolución de problemas.

Auto confianza:
- Cree en tu capacidad para conseguir tus objetivos.
- Practicar el autocuidado y la autocompasión.
- Celebra tus logros, por pequeños que sean.

Toma de decisiones:
- Tomar decisiones informadas y conscientes.
- Evaluar las opciones y considerar las consecuencias.
- Aprender de experiencias pasadas.

Red de soporte:
- Rodéate de personas que te ayuden e inspiren.
- Buscar mentores y modelos a seguir.
- Participa en comunidades y redes que comparten tus intereses.

Resiliencia:
- Desarrollar la capacidad de recuperarse de la adversidad.
- Mantener una actitud positiva y proactiva.
- Aprender de los fracasos y verlos como oportunidades de crecimiento.

Autonomía:
- Toma el control de tu vida y de tus decisiones.
- Ser independiente y autosuficiente.
- Fomentar la capacidad de actuar según tus valores y creencias.

Beneficios del empoderamiento personal
Al sentir que tiene el control de su vida, es más probable que experimente una mayor satisfacción y bienestar. El empoderamiento personal puede conducir a relaciones más sanas y equilibradas, ya que se fomenta la comunicación efectiva y el respeto mutuo. Con confianza en sí mismo y habilidades mejoradas, es más probable que alcance sus objetivos profesionales. La resiliencia y la confianza en uno mismo lo preparan mejor para enfrentar y superar obstáculos. Escribir sobre tus pensamientos y sentimientos puede ayudarte a aclarar tus metas y emociones. Estas prácticas pueden mejorar su autoconciencia y reducir el estrés.
Mantenerse informado y aprender constantemente cosas nuevas puede aumentar su confianza en usted mismo y en sus habilidades.
Aprender a decir no y establecer límites saludables es crucial para el empoderamiento.
El empoderamiento personal es un viaje continuo de autodescubrimiento y crecimiento. Al invertir en usted mismo y en su desarrollo personal, puede crear una vida más plena y significativa.

Fomentar la independencia y la confianza en uno mismo es crucial para el bienestar emocional. A continuación se presentan algunos enfoques y estrategias prácticas para desarrollar estas cualidades:

Establezca metas personales:
- Definir objetivos claros y alcanzables.
- Desarrollar un plan de acción para cada objetivo.
- Supervise su progreso y ajuste sus planes según sea necesario.

Tomar decisiones autónomas:
- Practique la toma de decisiones diarias, comenzando con decisiones pequeñas y avanzando hacia decisiones más importantes.
- Evaluar las opciones y considerar las consecuencias antes de decidir.
- Aprenda a confiar en su criterio y a asumir la responsabilidad de sus decisiones.

Desarrollo de Habilidades Prácticas:
- Adquirir habilidades necesarias para la vida diaria, como gestión del tiempo, cocina y administración financiera.
- Buscar oportunidades de aprendizaje continuo, ya sea a través de cursos, talleres o autoformación.

Promoción del pensamiento crítico:
- Cuestionar ideas y opiniones, incluida la propia.
- Investigar y analizar la información antes de aceptarla como verdad.
- Desarrolla la capacidad de resolver problemas de forma independiente.

Manejo del estrés y resiliencia:
- Practicar técnicas de manejo del estrés, como la meditación, la respiración profunda y el ejercicio físico.
- Desarrollar la capacidad de recuperarse de los fracasos y aprender de ellos.
- Mantener una actitud positiva y proactiva ante los desafíos.

Promover la confianza en uno mismo

Reconocimiento de Logros:
- Celebra tus logros, por pequeños que sean.
- Lleve un diario de éxito donde anote sus logros y momentos de orgullo.
- Reflexiona sobre tus fortalezas y habilidades.

Estableciendo límites saludables:
- Aprender a decir no cuando sea necesario.
- Establece y comunica claramente tus límites personales.
- Prioriza tu bienestar emocional y físico.

Autocuidado y Autocompasión:
- Practique cuidados personales con regularidad, incluidas actividades que le hagan sentir bien.
- Sé amable contigo mismo, especialmente en momentos de error o fracaso.
- Reconocer y validar tus emociones sin juzgarte.

Desarrollo de Habilidades Sociales:
- Mejora tus habilidades comunicativas e interpersonales.
- Practicar la escucha activa y la empatía.
- Busca oportunidades para interactuar con gente nueva y ampliar tu red social.

Visualización positiva:
- Práctica visualizarte logrando tus objetivos.
- Utilice afirmaciones positivas para aumentar su confianza en sí mismo.
- Imagina situaciones de éxito y cómo te sentirás cuando las consigas.

Ejercicios prácticos

Ejercicio de gratitud:
- Escribe tres cosas por las que estés agradecido a diario.
- Reflexiona sobre cómo estas cosas positivas han influido en tu vida.

Desafío de comodidad:
- Haz algo que te saque de tu zona de confort cada semana.
- Esto puede ser cualquier cosa, desde hablar en público hasta probar una nueva actividad.

Mantén un diario:
- Dedica unos minutos cada día a escribir sobre tus pensamientos, emociones y experiencias.
- Reflexionar sobre tu progreso y aprendizaje.

Mentoría y modelos a seguir:
- Busca mentores o modelos a seguir que te inspiren y guíen.
- Aprender de sus experiencias y estrategias para superar los desafíos.

Beneficios para el bienestar emocional

Mejora de la autoestima: Al desarrollar la independencia y la confianza en uno mismo, su autoestima tiende a aumentar.
Reducción del estrés: Sentirse capaz y en control reduce los niveles de estrés y ansiedad.
Relaciones más sanas: La confianza en uno mismo y la independencia fomentan relaciones más equilibradas y respetuosas.
Mayor resiliencia: Te vuelves más capaz de afrontar y superar la adversidad.

Fomentar la independencia y la confianza en uno mismo requiere tiempo y práctica, pero los beneficios para su bienestar emocional son significativos y duraderos.

Encontrar la felicidad dentro de uno mismo, independientemente de las circunstancias externas, es una meta profundamente valiosa y alcanzable. Este enfoque de la felicidad se basa en el desarrollo de una relación sólida y positiva con uno mismo, así como en la adopción de prácticas y actitudes que promuevan el bienestar interno. A continuación presentamos algunas estrategias y prácticas para lograrlo:
Estrategias para encontrar la felicidad interior

Autoconocimiento y autenticidad
Explora tus valores y creencias: identifica lo que es realmente importante para ti y vive según esos valores.
Sé auténtico: vive coherentemente con tu verdadera esencia y no intentes cumplir expectativas externas que no resuenan contigo.
Gratitud y aprecio:

Tómate un tiempo cada día para reflexionar sobre las cosas por las que estás agradecido. Esto se puede escribir en un diario de gratitud. Aprecia lo que tienes: céntrate en lo que tienes en lugar de en lo que te falta. Aprende a disfrutar de las pequeñas cosas de la vida. Mantén tu atención en el momento presente sin juzgarlo. Esto ayuda a reducir el estrés y aumentar la autoconciencia. La meditación puede ayudarte a encontrar la paz interior y conectarte contigo mismo en un nivel más profundo.
Cuida tu cuerpo: lleva una dieta saludable, haz ejercicio regularmente y duerme lo suficiente.
Cuida tu mente: dedica tiempo a realizar actividades que disfrutes y que te relajen, como leer, escuchar música o pasar tiempo en la naturaleza.
Abordar los desafíos como oportunidades de crecimiento en lugar de obstáculos insuperables. Intenta ver lo positivo en cada situación y mantén una actitud optimista.
Trátate a ti mismo con la misma compasión y comprensión que le ofrecerías a un amigo.

Reconocer que nadie es perfecto y que cometer errores es parte del proceso de ser humano. Rodéate de personas que te ayuden e inspiren. Practica la generosidad y el servicio a los demás, lo que puede enriquecer tu sentido de propósito y felicidad.

Ejercicios para promover la felicidad interior

Diario de gratitud:
- Escribe cada día tres cosas por las que te sientas agradecido. Esto puede ayudarte a concentrarte en lo positivo y apreciar más tu vida.

Meditación de atención plena:
- Dedica unos minutos cada día a meditar, concentrándote en tu respiración y en el momento presente. Esto puede ayudar a calmar la mente y reducir el estrés.

Afirmaciones positivas:

- Repetir afirmaciones positivas todos los días. Pueden ser frases como "Soy suficiente tal como soy" o "Merezco ser feliz".

Visualización de Metas y Sueños:
- Dedica tiempo a visualizar tus metas y sueños, imaginándote a ti mismo,y logrando ellos exitosamente. Esto puede aumentar su motivación y confianza en sí mismo.

Beneficios de encontrar la felicidad interior

Menos dependencia de circunstancias externas para sentirse bien.
Capacidad para afrontar la adversidad con una actitud positiva.
Al ser más feliz consigo mismo, es más probable que mantenga relaciones más sanas y equilibradas.
Mayor satisfacción y sentido de propósito en la vida.

Encontrar la felicidad dentro de ti es un proceso continuo que requiere práctica y compromiso. Sin embargo, al desarrollar una relación positiva contigo mismo y adoptar prácticas que promuevan el bienestar interno, podrás experimentar una felicidad profunda y duradera independientemente de las circunstancias externas.

Capítulo 7: Gratitud y paciencia

En la búsqueda de la felicidad y el bienestar emocional emergen como pilares esenciales dos cualidades fundamentales: la gratitud y la paciencia. Estas virtudes no sólo enriquecen nuestra vida diaria, sino que también nos da la fuerza y la perspectiva necesarias para afrontar los desafíos e incertidumbres de la vida. En este capítulo, exploramos cómo la gratitud y la paciencia pueden transformarnos, mejorando nuestra relación con nosotros mismos y con los demás.

La gratitud es el acto de reconocer y apreciar las cosas buenas de nuestra vida, tanto grandes como pequeñas. Es una práctica que va más allá del simple agradecimiento; Es una actitud de vida que puede tener un profundo impacto en nuestro bienestar emocional. Mejor estado de ánimo: la gratitud puede aumentar la producción de neurotransmisores como la dopamina y la serotonina, que están asociados con el placer y la felicidad. Fortalecer las relaciones: expresar gratitud puede fortalecer las relaciones personales ya que las personas se sienten valoradas y apreciadas. Reducción del estrés: centrarse en lo positivo puede reducir los niveles de cortisol, la hormona del estrés.

Tómate unos minutos cada día para escribir tres cosas por las que estás agradecido. Esto puede ayudarle a cambiar su enfoque hacia lo positivo. Escribe cartas a personas que hayan tenido un impacto positivo en tu vida. Agradecerles directamente puede fortalecer sus relaciones y aumentar su propio sentido de gratitud.

Al final del día, reflexiona sobre las experiencias positivas que has tenido. Reconoce incluso las pequeñas cosas que normalmente se dan por sentado.

La paciencia es la capacidad de esperar con calma ante las adversidades, retrasos o dificultades. Es una virtud que nos permite mantener la calma y la perspectiva, incluso en situaciones estresantes o frustrantes. Puede reducir los niveles de ansiedad al reducir la necesidad de resultados inmediatos. Esperar y reflexionar antes de actuar puede conducir a decisiones más sabias y eficaces. La paciencia nos ayuda a soportar y superar las dificultades sin rendirnos.

Practicar la meditación y la atención plena puede ayudarte a desarrollar la capacidad de estar presente y aceptar las cosas tal como son, sin apresurarte a cambiarlas.

En momentos de estrés o frustración, respire profundamente y concéntrese en su respiración. Esto puede ayudarle a calmarse y pensar con más claridad.

Desarrollar una visión a largo plazo de sus metas y objetivos. Comprenda que un progreso significativo a menudo lleva tiempo y que cada pequeño paso es parte de un camino más amplio.

Combinar gratitud y paciencia puede generar un cambio significativo en su perspectiva y bienestar general. Cuando te encuentres esperando, ya sea en una fila o durante un proceso largo, aprovecha ese tiempo para reflexionar sobre las cosas por las que estás agradecido.

Concéntrate en disfrutar el proceso y no sólo el resultado. Agradece cada paso y aprendizaje que encuentres en tu camino hacia tus metas.

Practica la autocompasión y sé paciente contigo mismo. Reconoce tus esfuerzos y avances, incluso cuando los resultados no sean inmediatos.

La gratitud y la paciencia son herramientas poderosas que pueden transformar tu vida desde adentro hacia afuera. Al cultivar estas cualidades, podrá experimentar una mayor paz interior, resiliencia y satisfacción en su vida diaria. Recuerda que ambos requieren práctica y dedicación, pero los beneficios que aportan son duraderos y profundamente enriquecedores. Acepta la gratitud y la paciencia como parte integral de tu vida y observa cómo te ayudan a encontrar una felicidad auténtica y duradera, independientemente de las circunstancias externas.

Cultivar la gratitud implica desarrollar una práctica consciente y continua de reconocer y apreciar las bendiciones de nuestras vidas. Esta práctica puede transformar nuestra perspectiva y mejorar significativamente nuestro bienestar emocional y mental. A continuación se presentan estrategias y ejercicios prácticos para cultivar la gratitud en su vida diaria.

Un diario de gratitud es una herramienta poderosa para mantener un enfoque constante en las cosas buenas de la vida.

Tómate unos minutos cada día para escribir de tres a cinco cosas por las que estás agradecido. Pueden ser cosas grandes, como la salud y la familia, o pequeñas, como una conversación agradable o un momento de tranquilidad.

Aprender a ver y apreciar las pequeñas cosas cotidianas puede aumentar enormemente tu sentido de gratitud.

Tómate un momento cada día para observar y disfrutar las pequeñas maravillas que te rodean: el canto de los pájaros, el sabor de tu comida favorita, la comodidad de tu hogar.

La meditación de gratitud es una práctica que combina la atención plena con la concentración en las cosas por las que estamos agradecidos. Siéntate en un lugar tranquilo, cierra los ojos y respira profundamente. Mientras inhala, piense en algo por lo que esté agradecido. Mientras exhalas, siente esa gratitud llena todo tu ser. Expresar gratitud a las personas en tu vida no solo fortalece tus relaciones, sino que también refuerza tu propio sentido de gratitud.

Haga un esfuerzo consciente para agradecer a las personas por las cosas que hacen, ya sea mediante palabras, notas o gestos. Al final del día, reflexiona sobre las cosas buenas que sucedieron y las personas que contribuyeron a esos momentos.

Antes de irte a dormir, piensa en tres cosas que te fueron bien durante el día y por qué estás agradecido por ellas. Esta práctica puede ayudarte a terminar el día con una nota positiva.

Utilice un objeto físico para recordar la gratitud.

Lleve una piedra o un objeto pequeño que pueda tocar fácilmente. Cada vez que lo toques, piensa en algo por lo que estás agradecido.

Escribe una carta a alguien que haya tenido un impacto positivo en tu vida. Escribe una carta detallada a alguien a quien estés agradecido. Describe cómo han impactado tu vida y por qué les estás agradecido. Si es posible, entregue la carta en persona o léala en voz alta.

Crea un árbol de gratitud visualmente atractivo. Dibuja un árbol en una hoja de papel grande o usa una planta de tu casa. Cada día, escribe algo por lo que estés agradecido en una hoja de papel y pégalo con cinta adhesiva al árbol o cuélgalo de la planta.

Involucrar a toda la familia en la práctica de la gratitud.

En una cena o reunión familiar, tómate unos minutos para que cada persona diga algo por lo que esté agradecido. Esto puede ayudar a fortalecer los lazos familiares y crear una atmósfera positiva en el hogar.

Practicar la gratitud con regularidad puede aumentar los niveles de felicidad y satisfacción con la vida.

Centrarse en cosas positivas puede ayudar a reducir el estrés y la ansiedad, promoviendo un estado mental más tranquilo y equilibrado.
Expresar gratitud a los demás puede mejorar las relaciones personales, creando un ciclo de positividad y apoyo mutuo.
La gratitud puede ayudarte a ver lo positivo incluso en situaciones difíciles, mejorando tu capacidad para afrontar y superar la adversidad.
Los estudios han demostrado que las personas que practican la gratitud con regularidad tienden a tener una mejor salud física, incluidos menos dolores y molestias.
Cultivar la gratitud por las bendiciones de la vida es una práctica continua que requiere atención y esfuerzo conscientes. Sin embargo, los beneficios que aporta son profundos y duraderos. Al integrar la gratitud en su vida diaria, puede transformar su perspectiva, enriquecer sus relaciones y mejorar su bienestar general. Recuerda que la gratitud no es sólo una emoción, sino una forma de vida que puedes elegir adoptar cada día.
Adopte la paciencia como virtud para el crecimiento personal y la resiliencia.La paciencia es una virtud fundamental que nos ayuda a afrontar la vida con calma y perspectiva. Aceptar la paciencia como parte integral de nuestro carácter puede conducir a un mayor crecimiento personal y una mayor resiliencia. En este capítulo, exploramos cómo la paciencia puede convertirse en una poderosa herramienta para el desarrollo personal y cómo podemos cultivarla en nuestra vida diaria.
La paciencia es la capacidad de soportar dificultades, retrasos o provocaciones sin enojarse ni darse por vencido. Es una cualidad que permite una mayor estabilidad emocional y una mayor capacidad para afrontar los retos. La paciencia nos ayuda a mantener la calma en situaciones estresantes, lo que reduce la ansiedad y el malestar emocional.Nos permite reflexionar y tomar decisiones más sabias y consideradas, en lugar de actuar impulsivamente. La paciencia nos ayuda a perseverar en tiempos difíciles, desarrollando nuestra capacidad de recuperarnos y seguir adelante.

Mejora de las Relaciones Personales:
La paciencia nos permite comprender y empatizar con los demás, mejorando nuestras relaciones y reduciendo los conflictos.

Nos ayuda a comunicarnos mejor y resolver malentendidos de manera constructiva.Al ser pacientes, estamos más abiertos al aprendizaje y al crecimiento, aceptando que el progreso lleva tiempo.
La paciencia nos permite ver los desafíos como oportunidades de aprendizaje en lugar de obstáculos.
La paciencia reduce los niveles de estrés, lo que a su vez puede mejorar nuestra salud física y mental.Nos permite mantener una actitud positiva, incluso en situaciones difíciles, lo que mejora nuestro bienestar general.

Practicar la atención plena y la meditación puede ayudarte a mantenerte presente y aceptar las cosas tal como son.
Dedica unos minutos cada día a sentarte en silencio, concentrándote en tu respiración y observando tus pensamientos sin juzgar.
Establecer objetivos alcanzables puede ayudarle a mantenerse concentrado y paciente.
Divide tus objetivos en pasos más pequeños y manejables, celebrando cada logro a lo largo del camino.

Aceptar que no todo está bajo nuestro control puede aumentar nuestra paciencia. Practica aceptar lo que no puedes cambiar y concéntrate en lo que puedes controlar. Utilice un objeto como un mostrador para recordar que debe practicar la paciencia. Siempre que te sientas impaciente, toca la encimera y respira profundamente, recordándote que la paciencia es una elección. Utilice los tiempos de espera como oportunidades para practicar la paciencia. Cuando esté haciendo cola o esperando una cita, utilice ese tiempo para reflexionar, meditar o simplemente observar con calma su entorno.

Lleva un diario en el que registres situaciones en las que practicaste la paciencia y reflexiones sobre ellas. Escribe sobre momentos en los que fuiste paciente, cómo te sentiste y qué aprendiste de esas experiencias. Dedica una semana a hacer las cosas despacio, concentrándote en disfrutar el proceso. Realiza tus tareas diarias a un ritmo más lento, prestando atención a cada acción y disfrutando el momento.

La resiliencia es la capacidad de recuperarse de las dificultades y adaptarse a los cambios. La paciencia es un componente esencial de la resiliencia, ya que nos permite soportar la adversidad sin rendirnos. La paciencia nos ayuda a seguir adelante, incluso cuando enfrentamos desafíos o fracasos.

Nos permite adaptarnos a nuevas situaciones y aceptar los cambios con una actitud positiva.

Ser pacientes con nosotros mismos en tiempos difíciles fomenta la autocompasión, que es crucial para la resiliencia emocional.

Aceptar la paciencia como una virtud esencial para el crecimiento personal y la resiliencia es un paso importante hacia una vida más equilibrada y satisfactoria. La paciencia no sólo nos ayuda a afrontar los desafíos con calma y claridad, sino que también nos permite crecer y aprender de cada experiencia. Al integrar la paciencia en nuestra vida diaria, podemos desarrollar una mayor fuerza emocional y una capacidad más profunda para disfrutar el presente.

Capítulo 8: Aceptación del cambio

La aceptación del cambio es un tema importante y universal que puede abordarse de manera neutral y general:

El cambio es inevitable y a menudo necesario para el progreso. La capacidad de adaptarse a nuevas circunstancias puede ser clave para afrontar los desafíos. A lo largo de la historia, hemos visto cómo la evolución y el cambio han propiciado importantes avances en diversos campos. Es natural que algunas personas sientan resistencia al cambio, ya que puede implicar salir de su zona de confort. Tanto en nuestra vida personal como profesional, la voluntad de aceptar y gestionar el cambio puede influir en nuestro crecimiento.

Estos puntos exploran la aceptación del cambio desde una perspectiva general y neutral, sin entrar en opiniones que puedan revelar creencias individuales. Comprender la inevitabilidad del cambio significa reconocer que es una parte inherente de la vida y de cualquier situación. Todo el mundo está en constante evolución y transformación. Adaptarse y ser flexible ante estas fluctuaciones es esencial para afrontar los desafíos y oportunidades que trae el cambio. En lugar de resistirte a él, aceptar su presencia te permite adaptarte más eficazmente y encontrar nuevas formas de crecimiento y desarrollo.

La aceptación del cambio es fundamental para nuestra capacidad de adaptarse y prosperar en un entorno en constante evolución. Implica no sólo reconocer la realidad del cambio, sino también estar dispuestos a dejar de lado lo que ya no sirve y abrirnos a nuevas posibilidades. Al aceptar el cambio, podemos reducir el estrés y la resistencia emocional que a menudo acompañan a las transiciones. Nos permite aceptar la incertidumbre con una actitud de curiosidad y aprendizaje, en lugar de miedo o negación. En definitiva, la aceptación nos fortalece para afrontar los desafíos y aprovechar las oportunidades que trae el cambio.

El cambio es una constante en la vida, presente en todos los aspectos de nuestro mundo y en nuestras experiencias personales. Puede manifestarse de diversas formas, desde pequeños cambios en la rutina diaria hasta transformaciones significativas en nuestras relaciones, carreras o entorno. Aceptar la naturaleza inevitable del cambio significa comprender que es una oportunidad para el crecimiento y la renovación personal. Al adoptar una actitud de apertura y adaptabilidad hacia el cambio, podemos aprender a enfrentar mejor los desafíos y aprovechar las nuevas oportunidades que surgen en el camino.

Comprender la inevitabilidad del cambio implica reconocer que el cambio es una parte esencial de la vida y que es algo que ocurre de forma continua y natural en todos los aspectos de nuestro entorno y de nuestra vida personal. Es fundamental entender que nada permanece estático; todo está sujeto a evolución y transformación a lo largo del tiempo. Aceptar la inevitabilidad del cambio significa desarrollar una mentalidad flexible y adaptable. Esto nos permite adaptarnos a nuevas circunstancias, superar obstáculos y aprovechar las oportunidades que puedan surgir. En lugar de resistirnos al cambio o aferrarnos a la comodidad de lo familiar, podemos aprender a fluir con él, cultivando una actitud de aprendizaje continuo y crecimiento personal.

Comprender profundamente el cambio también nos ayuda a gestionar mejor el estrés y la incertidumbre que a menudo acompañan a las transiciones importantes de la vida. Nos prepara para enfrentar desafíos con mayor resiliencia y encontrar nuevas formas de adaptarse y prosperar en un mundo en constante cambio.

Adaptarse y prosperar en tiempos de cambio requiere estrategias prácticas y la mentalidad adecuada. Estar dispuesto a aprender y ver el cambio como una oportunidad para crecer y desarrollarse personal y profesionalmente. Sea flexible ante las nuevas circunstancias y esté dispuesto a ajustar los planes y métodos según sea necesario. Desarrollar la capacidad de recuperarse rápidamente de los contratiempos y aprender de las experiencias adversas. En tiempos de cambio surgen nuevas oportunidades. Esté atento a ellos y sea proactivo en la búsqueda de nuevas posibilidades. El cambio puede ser estresante. Priorizar el autocuidado, mantener hábitos saludables y buscar apoyo emocional cuando sea necesario. La comunicación clara y abierta es crucial durante los períodos de cambio. Asegúrese de mantener líneas abiertas de comunicación con colegas, amigos y familiares. Tener objetivos específicos te ayudará a mantenerte concentrado y motivado, incluso en tiempos de incertidumbre. El desarrollo continuo de habilidades lo hará más adaptable y aumentará su empleabilidad en un mercado laboral cambiante. No tengas miedo de pedir ayuda cuando la necesites. Busque orientación de mentores o colabore con otros para enfrentar desafíos juntos. Una actitud positiva y la confianza en uno mismo son esenciales para superar los desafíos que trae el cambio.

La historia de Laura:

Laura había trabajado como contadora en una firma de contabilidad en su ciudad natal durante más de una década. Aunque había alcanzado cierto nivel de estabilidad y éxito en su carrera, con el tiempo comenzó a sentirse atrapada en una rutina monótona y carente de desafíos apasionantes.

Un día, Laura se encontró con una oportunidad emocionante: una startup en otra ciudad buscaba a alguien con sus habilidades para liderar su departamento de finanzas. Aunque esto significaba dejar atrás su hogar, sus amigos cercanos y la comodidad de su entorno familiar, Laura decidió que era hora de un cambio.

Al mudarse a la nueva ciudad y comenzar su nuevo trabajo, Laura enfrentó desafíos iniciales. Tuvo que adaptarse a un entorno laboral desconocido y establecer nuevas relaciones. Sin embargo, con el tiempo, Laura comenzó a descubrir una nueva pasión por su trabajo y una sensación renovada de energía y entusiasmo por su carrera.

Con el tiempo, Laura se integró a su nueva comunidad, hizo nuevos amigos y se sintió más realizada personal y profesionalmente que en mucho tiempo. A medida que avanzaba en su nueva carrera, se dio cuenta de que el cambio había sido exactamente lo que necesitaba para redescubrir su pasión y encontrar una mayor satisfacción en su vida.

La historia de Laura ilustra cómo el cambio puede ser inicialmente un desafío, pero también puede conducir a un crecimiento personal significativo y una mayor felicidad. Aceptar el cambio y adaptarse a nuevas circunstancias puede abrir puertas a oportunidades inesperadas y conducir a una vida más plena y satisfactoria. A menudo, tendemos a aferrarnos a lo familiar y sentirnos cómodos en nuestras rutinas y entornos familiares. Sin embargo, es importante recordar que el cambio puede traer consigo nuevas oportunidades, aprendizajes y experiencias que pueden enriquecer nuestras vidas de maneras que no podríamos haber imaginado.

Al estar dispuestos a aceptar el cambio, estamos abriendo la puerta a nuevas posibilidades de crecimiento personal y profesional. Esto puede significar tomar decisiones que nos saquen de nuestra zona de confort, como cambiar de carrera, mudarnos a un nuevo lugar, comenzar un nuevo proyecto o incluso aprender habilidades completamente nuevas.

Aunque el cambio puede parecer intimidante al principio, puede ser una experiencia emocionante y enriquecedora. Nos permite adaptarnos a nuevas circunstancias, desarrollar resiliencia ante los desafíos y descubrir aspectos nuevos y apasionantes de nosotros mismos.

Entonces sí, aceptar el cambio y estar abierto a él puede ser una fuerza poderosa para el crecimiento y la felicidad en nuestras vidas. Es un recordatorio de que siempre hay oportunidades para aprender, evolucionar y avanzar hacia nuevos horizontes.

Aceptar el cambio no sólo nos permite adaptarnos mejor a las circunstancias cambiantes, sino que también nos ayuda a crecer personal y profesionalmente. Es un proceso continuo que nos desafía a salir de nuestra zona de confort y explorar nuevas oportunidades que podrían llevarnos a una vida más satisfactoria y significativa.

Capítulo 9: Encontrar la luz interior

"Encontrar la luz interior" es una frase que evoca la búsqueda de algo dentro de uno mismo que pueda proporcionar claridad, guía o paz interior. Puede referirse a un proceso personal de autoexploración, crecimiento espiritual o introspección profunda.

Para algunas personas, encontrar luz interior puede significar descubrir la autenticidad personal, conectarse con valores fundamentales o alcanzar un estado de armonía emocional y espiritual. Este viaje puede implicar reflexión, meditación, prácticas espirituales o simplemente momentos de tranquilidad y autoaceptación.

Cada individuo puede interpretar esta búsqueda de manera única, dependiendo de sus experiencias, creencias y objetivos personales. En resumen, "encontrar la luz interior" es un concepto que resuena en muchas culturas y prácticas espirituales como un camino hacia el autoconocimiento y el bienestar emocional.

Comprender quiénes somos realmente, más allá de máscaras sociales o expectativas externas. Esto implica explorar nuestras fortalezas, debilidades, valores y motivaciones más profundas. Explora y cultiva una conexión con algo más grande que tú mismo, ya sea a través de una práctica religiosa o espiritual o simplemente a través de una conexión con la naturaleza y el universo. Aprende a gestionar el estrés, la ansiedad y las emociones negativas a través de técnicas como la meditación, la respiración consciente o la práctica del mindfulness.

Esto ayuda a conseguir un estado de calma y equilibrio emocional. Descubra y alinee con un propósito u objetivos superiores que resuenan profundamente con nuestra naturaleza y valores personales. Estar dispuesto a crecer y evolucionar como persona, aprendiendo de las experiencias de vida y buscando constantemente mejorar en diferentes aspectos de nuestra vida. Cultivar la capacidad de comprender y empatizar con los demás, reconociendo nuestra interconexión con todos los seres humanos. Aprecie las bendiciones de la vida y acepte las circunstancias difíciles como oportunidades de crecimiento y aprendizaje.

En última instancia, "encontrar la luz interior" es un proceso personal y continuo. No tiene una definición única ni un camino predeterminado, ya que cada individuo puede descubrir su propio significado y métodos para lograr esa sensación de paz, conexión y autenticidad interior.Conectarse con la verdad interior y la autenticidad es un aspecto crítico del proceso de encontrar la luz interior.

Para conectar con tu verdad interior y tu autenticidad, es importante dedicar tiempo a reflexionar sobre quién eres realmente. Se trata de cuestionar tus creencias, valores, deseos y motivaciones más íntimas, sin filtros externos ni influencias sociales. Ser honesto contigo mismo acerca de tus emociones, pensamientos y acciones es esencial para establecer una conexión genuina con tu verdad interior.

Esto significa reconocer tus fortalezas y debilidades sin juzgarte duramente. Una vez que identifique cuáles son sus valores fundamentales, es importante alinear sus decisiones y acciones diarias con esos principios. Esto te ayuda a vivir de forma auténtica y coherente contigo mismo. Reconocer y celebrar tu individualidad es parte de la autenticidad interior. Cada persona es única, con sus propias experiencias de vida, habilidades y perspectivas. Aceptar quién eres realmente te permite sentirte más completo y en paz contigo mismo. Conectar con tu verdad interior también significa ser consciente de tus emociones y de cómo te afectan. Aprender a gestionar tus emociones de forma saludable te ayuda a mantenerte en contacto con tu autenticidad y a tomar decisiones desde un lugar de claridad emocional. La intuición es una forma poderosa de acceder a tu verdad interior. Aprender a escuchar y confiar en tu intuición te ayuda a tomar decisiones alineadas con tus valores más profundos y te guía hacia el camino que realmente quieres seguir.

Conectarse con la verdad interior y la autenticidad implica un proceso continuo de autoexploración, autoaceptación y vivir de acuerdo con sus valores más profundos. Este camino hacia la luz interior te lleva a una mayor armonía, satisfacción y un sentido de propósito en tu vida.
Es hora de aprender a vivir el aquí y el ahora, lo que te llevará a descubrir primero quién eres realmente. Es crucial tener claro que si la mente está llena de sueños no se pueden discernir correctamente. Si el corazón está lleno de deseos, no se puede sentir adecuadamente. Los deseos son sueños y esperanzas para el futuro que todo lo perturban y lo dividen, pero todo lo que realmente existe está en el presente.

El deseo conduce al futuro, pero la vida es aquí y ahora, la realidad es aquí y ahora. Si no estás completamente aquí, ves, pero aún no ves claramente, oyes, pero aún no comprendes completamente. Si antes entendías, pero ahora el sentimiento es débil y no profundiza ni penetra, así es como la verdad se desvanece.

La gente sigue preguntando dónde está lo divino, dónde está la verdad. No se trata de encontrar lo divino o descubrir la verdad; Siempre están aquí, nunca han estado en ningún otro lugar. Están aquí donde tú estás, pero tu mente está en otro lugar, tus ojos están llenos de sueños y tu corazón lleno de deseos, proyectando el futuro.

¿Qué es el futuro sino una ilusión?
¿O volver al pasado que ya está muerto?

El pasado ya no existe y el futuro aún no ha llegado. Entre estos dos está el momento **presente**, un momento brevísimo, atómico, indivisible que pasa en un abrir y cerrar de ojos.
Si surge un deseo, lo pierdes; Si un sueño está presente, te lo estás perdiendo. El arte de encontrar la luz interior, la verdadera religión no busca ir a ninguna parte, sino traerte de regreso al aquí y ahora, traerte de regreso a todo, de regreso a donde siempre has pertenecido.
La mente puede alejarse, pero debe regresar a su lugar.
Por tanto, Dios no tiene hojas en todas partes; No puedes encontrarlo porque ha estado aquí todo el tiempo esperándote. Dentro de ti en el presente.

Un hombre llamado Pedro llegó tambaleándose a su casa, completamente ebrio, y llamó repetidamente a su puerta. Ya era pasada la medianoche.
Su esposa abrió la puerta y él le preguntó:

"¿Puede decirme señora dónde vive Pedro?".

"Tú eres Pedro" ella dijo enojada.

"Está bien, lo sé, pero esto no responde a mi pregunta. ¿Dónde vive Pedro?"

Tocas a tu propia puerta y preguntas dónde es tu hogar?

En realidad te estás preguntando quién eres? y ¿Dónde Vives? dijo su esposa.

Al igual que Pedro, estamos intoxicados por todo lo que hay en este mundo que nos rodea, inseguros de nuestra verdadera identidad y del alcance de nuestras capacidades. Tu mente es similar a una casa de la que nunca has salido. No puedes simplemente alejarte o abandonarla, ya que no es una entidad externa sino la esencia de tu ser interior.

Es como preguntar dónde está Dios?

Preguntar dónde está Dios es una estupidez, porque no se puede perder a Dios. Él es tu interior, tu ser interior, tu centro mismo, tu existencia. Lo respiras, lo vives y no puede ser de otra manera. Lo que pasó es que te emborrachaste tanto que no pudiste reconocer tu propia casa.
 A menos que regreses y actúes en conjunto, seguirás buscando y seguirás cerrando.
¿Cómo hacemos para poner fin a vuestra embriaguez?

El Tao, el Zen, el Yoga y el Sufismo son métodos para traerlos de vuelta, para recuperar la sobriedad

¿Hola?
¿Estás borracho?
¿Qué es lo que te emborracha tanto?
¿Por qué tus ojos tienen tanto sueño?
¿Por qué no estás alerta?

Cuál es la verdadera causa de todo esto, la raíz misma, es el **deseo**.
Trata de comprender la naturaleza del deseo. El deseo es la droga más fuerte que existe; la marihuana no es nada, el LSD no es nada comparado con el deseo.
¿Cuál es la naturaleza del deseo? Cuando lo quieres, ¿qué pasa? Deseas y al desear, creas una ilusión en la mente. Cuando deseas, te alejas de la

presencia y ya no estás aquí; estás ausente porque la mente está creando un sueño.

Esta ausencia es tu *intoxicación*.

En este mismo momento, las puertas del cielo están abiertas. No hay necesidad de tocar la puerta porque afuera no hay cielo; ya estás dentro. Mantente alerta y mira a tu alrededor sin que tus ojos se llenen de deseo, y te reirás de verdad. Sanar heridas del pasado y liberar la negatividad son procesos fundamentales para el bienestar emocional y espiritual.

El primer paso en el proceso de curación es reconocer y aceptar las heridas emocionales del pasado. Esto implica enfrentar eventos dolorosos o traumáticos que pueden haber dejado profundas cicatrices emocionales. Es fundamental cultivar el perdón y la autocompasión por experiencias pasadas. Esto implica liberarse del juicio y la autocrítica y, en cambio, tratarse a sí mismo con amabilidad y comprensión.

Permitirse sentir y expresar las emociones asociadas con heridas pasadas es una parte integral del proceso de curación. Esto puede incluir hablar con alguien en quien confíe, escribir en un diario o participar en una terapia para explorar y procesar sentimientos.

Aceptar que las experiencias pasadas son parte de tu historia y de tu crecimiento personal es fundamental. Cada experiencia, por dolorosa que sea, puede contener valiosas lecciones que ayudan a fortalecer y enriquecer tu perspectiva de la vida. La incorporación de rutinas de autocuidado físico, emocional y espiritual puede apoyar el proceso de curación. Esto puede incluir meditación, ejercicio regular, alimentación saludable, descanso adecuado y actividades que le brinden alegría y paz interior. Es fundamental trabajar para liberar resentimientos, rencores y cualquier forma de negatividad que pueda estar anclada en experiencias pasadas. Esto no significa olvidar las lecciones aprendidas, sino dejar de aferrarse al dolor y permitir que la energía positiva fluya en tu vida.

A medida que sana y libera la negatividad, es posible experimentar un crecimiento personal y una transformación interior significativos. Esto puede conducir a una mayor autoaceptación, resiliencia emocional y una sensación renovada de paz y bienestar. Curar heridas del pasado y liberar la negatividad requiere tiempo, paciencia y compromiso personal. Es un viaje hacia la autocomprensión y el amor propio, que puede conducir a una vida más plena y significativa.

Heridas emocionales:

Miedo al abandono: Se trata de un miedo profundo a sentirse solo y abandonado, especialmente durante la infancia. Puede surgir cuando un niño experimenta la ausencia física o emocional de figuras importantes como padres o cuidadores. Esta experiencia puede llevar a un sentimiento de no ser lo suficientemente valioso para recibir atención y apoyo, lo que afecta la autoestima y las relaciones futuras.

Falta de afecto y consuelo: Los niños necesitan sentirse amados, seguros y reconfortados cuando enfrentan dificultades emocionales o situaciones estresantes. La falta de afecto o comodidad puede hacer que un niño desarrolle dificultades para manejar las emociones negativas, que pueden persistir hasta la edad adulta y afectar la capacidad de formar relaciones saludables.

Exposición a traumas y abusos: los traumas emocionales y físicos durante la niñez, como el abuso físico, emocional o sexual, pueden dejar cicatrices profundas que afectan la autoestima, la confianza en los demás y la capacidad de regular las emociones. Estas experiencias pueden dificultar la creación de vínculos emocionales seguros y satisfactorios en la vida adulta.

Bullying y rechazo social: Ser sometido repetidamente a acoso, acoso o abuso físico, verbal o psicológico o enfrentar el rechazo social en la niñez puede causar heridas emocionales duraderas. Puede provocar problemas de autoestima, ansiedad social y dificultades para establecer relaciones interpersonales positivas en el futuro.

Modelos parentales y relaciones tempranas: las relaciones con los padres y otros cuidadores durante la infancia desempeñan un papel crucial en el desarrollo emocional y social de un niño. La falta de modelos positivos, las relaciones problemáticas o el abandono emocional pueden contribuir a problemas de autoimagen, dificultades para confiar en los demás y patrones disfuncionales en las relaciones.

Estas heridas emocionales pueden influir en la forma en que una persona se relaciona consigo misma y con los demás en la vida adulta. Superar estas experiencias dolorosas puede requerir trabajo emocional consciente, apoyo terapéutico y desarrollo de habilidades para manejar el estrés y las relaciones interpersonales de manera saludable. Comprender y prestar atención a estas heridas puede abrir el camino hacia una vida más equilibrada, plena y conectada emocionalmente.

Curar heridas del pasado es un proceso profundo que implica reconocer y aceptar experiencias dolorosas que han dejado cicatrices emocionales. Es fundamental afrontar estos acontecimientos y sus impactos, perdonarse a uno mismo y a los demás y expresar emociones reprimidas. La curación también requiere aprender a reconstruir la autoestima y la confianza, desarrollar habilidades para manejar el estrés y las relaciones interpersonales y buscar apoyo terapéutico si es necesario. Este proceso puede llevar tiempo, pero puede conducir a una mayor paz interior y bienestar emocional.

Para sanar las heridas emocionales causadas por el abuso, es útil practicar ejercicios como la escritura emocional para expresar sentimientos, la atención plena para gestionar el estrés y la visualización positiva para fortalecer la autoestima. El arte y el ejercicio físico son formas adicionales de liberar emociones. También considere buscar apoyo de terapia de trauma individual o grupal para procesar sus experiencias y aprender estrategias de afrontamiento efectivas. Liberar la negatividad implica reconocer y gestionar pensamientos, emociones y comportamientos dañinos. Se logra a través del autoconocimiento, prácticas de perdón, atención plena para estar presente y un cambio de perspectiva ante las experiencias negativas. El autocuidado y la eliminación de fuentes de negatividad también son claves para mejorar el bienestar emocional y mental.

Capítulo 10: Aceptación de la mortalidad

Si hay algo en lo que toda la humanidad está de acuerdo es en que todos vamos a morir algún día.
En un sentido más filosófico o existencial, la mortalidad también puede referirse a la conciencia o comprensión de que todos los seres vivos, incluidos los humanos, tienen una esperanza de vida limitada y eventualmente morirán. Esta conciencia puede influir en la forma en que las personas perciben su propia existencia y en cómo valoran el tiempo y las experiencias a lo largo de sus vidas.

Actualmente no existe ningún debate entre astrología y ciencia, ni entre empresarios y economistas. Todos aquellos con la más mínima formación científica reconocen que todo está formado por diferentes partes, condiciones y elementos, lo que significa que todo debe decaer, incluso las montañas más grandes están comenzando a decaer, a tal punto que eventualmente el sol también decae. Por tanto, no hay discusión, no hay debate, no hay controversia, pero en nuestra mente, para poder afrontar tanta diversidad, tanta complejidad, creamos un modelo virtual de la realidad y hacemos iconos o avatares de diferentes personas. . y nos quedamos con eso. Impresión estratégica de lo que es Pedro, lo que es Sofía, lo que es Luis. Entonces, aportamos valor si esa persona nos aporta bienestar, seguridad, felicidad, nos sentimos animados a negar el cambio, lo estamos negando activamente. Entonces, cuando de repente hay algo que no podemos conciliar con nuestro modelo, con nuestros íconos, con nuestro avatar, entonces duele. Duele todo lo que hemos invertido en este avatar de forma agradable.

Reflexionar sobre la inevitable fugacidad de la vida es esencial. Imaginemos que a todos nos han diagnosticado una enfermedad terminal llamada vida. Es como si todos fuéramos conscientes de que nuestro cuerpo, formado por partes y elementos, se descompondrá y dejará de funcionar.
Este primer punto nos confronta con nuestra propia mortalidad, algo que los yoguis tibetanos enfatizan como crucial para el despertar.
El mañana no está garantizado para todos; La muerte podría estar tan cerca como un soplo. Aceptar esto puede parecer sombrío, pero es esencial para vivir plenamente cada momento, cada relación.

Es común creer que podríamos vivir 200 o 300 años, pero la verdad es que todos moriremos, somos la regla, no la excepción. Comprender esto nos permite valorar lo verdaderamente importante en la vida. Incluso si no creemos en una vida futura, afrontarla nos lleva a cuestionarnos qué es lo que realmente importa en el momento final.
En su lecho de muerte, la gente suele lamentar no haber vivido plenamente. Lo único que importa en ese momento es el arrepentimiento, no los bienes materiales acumulados.

Aceptar la muerte nos ayuda a vivir sin arrepentimientos, a valorar lo que realmente importa y a prepararnos para ese momento final, donde los bienes materiales no tienen sentido comparado con la plenitud de una vida bien vivida.

Reconocer la importancia y el impacto positivo que las personas cercanas tienen en nuestras vidas. Esto implica expresar gratitud, apoyo y cariño hacia ellos, así como pasar tiempo de calidad juntos. Afronta los desafíos y las incertidumbres de la vida con valentía y resiliencia. Esto incluye enfrentar miedos personales, como el miedo al fracaso o al cambio, para poder crecer y desarrollarse plenamente. Apreciar a sus seres queridos puede brindarle una sensación de apoyo emocional y seguridad que lo ayudará a enfrentar los miedos y desafíos de la vida con mayor confianza y determinación.

El concepto se centra en recordar la mortalidad y cómo este recordatorio puede enriquecer nuestra vida diaria. La pregunta que surge es:

¿cómo estoy viviendo la única vida que tengo?

Es fundamental aprovechar el presente y centrarnos en lo que tenemos ahora, en lugar de preocuparnos demasiado por el futuro desconocido. Se sugiere que incluso si supiéramos la fecha exacta de nuestra muerte, muchas veces actuamos como si nunca fuéramos a morir, posponiendo lo importante y desperdiciando nuestros días. Es crucial reconocer la inevitabilidad de la muerte para vivir con propósito y plenitud cada día.

Para aplicar esta reflexión en la vida cotidiana, se sugiere pensar periódicamente en la mortalidad como una práctica reflexiva. Esto te ayuda a mantener la perspectiva sobre lo que realmente importa y no dejar lo esencial para más adelante.

Hoy quiero reflexionar sobre la muerte

¿Qué pasaría si en lugar de temer y resistir esa verdad, hiciéramos todo lo contrario?

¿Y si pensar en la muerte fuera la clave para vivir plenamente con los demás?

En mi opinión, así es como debemos entender este concepto.
Ahora te propongo un ejercicio: piensa en las personas más queridas que han pasado por tu vida, las que ya no están.

¿Pasaste suficiente tiempo con ellos?

¿Compartiste momentos buenos y también difíciles?

No quiero que te sientas culpable, al contrario, quiero despertar tu conciencia. Imagina que tienes programada una cena con alguien muy cercano a ti, pero sabes que esa persona pronto enfrentará una cirugía muy complicada. Las posibilidades de que todo vaya bien son inciertas. En ese contexto,

¿cómo te gustaría vivir esa última cena con ellos?

¿Estaría prestando atención a su teléfono y a sus notificaciones, o estaría presente, mirándolos a los ojos, escuchando atentamente y haciendo preguntas?

¿Disfrutarás de la comida o te distraes con tu teléfono celular o televisión?

La muerte no le quita sentido a la vida, sino que le da un propósito. Muchas veces damos por triviales nuestras reuniones y encuentros, pensando que se repetirán cientos de veces, pero cuando menos lo esperamos, podría ser la última vez. Entonces, lamentarse no tiene sentido.

Así que no lo olvides: valora cada momento con aquellas personas que marcan la diferencia en tu vida, porque puede que no vuelva a suceder. invierte la lógica sobre nuestra mortalidad, colocando la muerte en el pasado. Nuestro gran error es pensar que la muerte está ante nosotros como un acontecimiento futuro, cuando en realidad gran parte de ella ya ha sucedido.

La muerte es un deber de la existencia, y el sabio debe entrenarse para tomar conciencia de esta condición y, por extensión, superar el miedo que le provoca. Así como el reloj de arena no se vacía con el último grano, sino con todos los granos, nuestra vida no termina con el último día, sino con cada día que hemos vivido antes.

Agradecimientos del autor

Quiero expresar mi más profundo agradecimiento a todos los lectores que han dedicado su tiempo a explorar las páginas de **_Veneno Interno; Descubriendo la energía Eterna_**. Este libro representa un viaje personal hacia el autoconocimiento y la exploración de la energía transformadora que reside en nuestro interior.

Espero sinceramente que este libro inspire reflexión y crecimiento en todos los que lo lean, guiándonos hacia una comprensión más profunda de sí mismos y de la poderosa energía que todos llevamos dentro.

¡Gracias a cada uno de ustedes por acompañarme en este viaje!

Mayra Galindo

www.ingramcontent.com/pod-product-compliance
Lightning Source LLC
Chambersburg PA
CBHW082240220526
45479CB00005B/1288